U0393858

Anterior Lumbar Interbody Fusion
Anatomical Basis and Clinical Practice

前路腰椎
椎体间融合术

——解剖学基础与临床应用

主 编 黎庆初

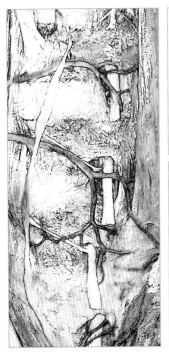
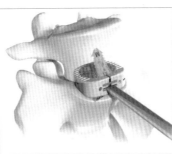
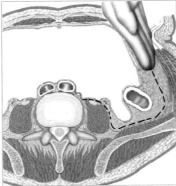
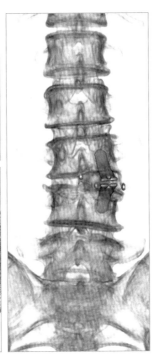

山东科学技术出版社
·济南·

图书在版编目（CIP）数据

前路腰椎椎体间融合术：解剖学基础与临床应用 / 黎庆初主编 . —济南：山东科学技术出版社，2021.5

ISBN 978-7-5723-0889-5

Ⅰ . ①前… Ⅱ . ①黎… Ⅲ . ①腰椎 – 外科手术 Ⅳ . ① R681.5

中国版本图书馆 CIP 数据核字 (2021) 第 069273 号

前路腰椎椎体间融合术
——解剖学基础与临床应用

QIANLU YAOZHUI ZHUITIJIAN RONGHESHU

——JIEPOUXUE JICHU YU LINCHUANG YINGYONG

责任编辑：崔丽君　张嘉怡

装帧设计：孙小杰

主管单位：山东出版传媒股份有限公司

出 版 者：山东科学技术出版社
　　　　　地址：济南市市中区英雄山路 189 号
　　　　　邮编：250002　电话：（0531）82098088
　　　　　网址：www.lkj.com.cn
　　　　　电子邮件：sdkj@sdcbcm.com

发 行 者：山东科学技术出版社
　　　　　地址：济南市市中区英雄山路 189 号
　　　　　邮编：250002　电话：（0531）82098071

印 刷 者：济南新先锋彩印有限公司
　　　　　地址：济南市工业北路 188–6 号
　　　　　邮编：250101　电话：（0531）88615699

规格：16 开（210mm×285mm）

印张：9.5　字数：206 千　印数：1~2000

版次：2021 年 5 月第 1 版　2021 年 5 月第 1 次印刷

定价：120.00 元

CONTRIBUTORS

编　者

主　　审　丁自海　金大地

主　　编　黎庆初

副 主 编　闫慧博　赵庆豪　刘则征

编　　者　邱奕雁　杨昌盛　江　剑

　　　　　黄　彬　程　亮　周欣莹

学术秘书　赵健军　邓尚希　朱炜嘉

作　　图　陈俊杰

序一

  "问渠那得清如许，为有源头活水来"，腰椎椎体间融合术有多种手术入路，其中前路腰椎椎体间融合术具有独特的优势。作为脊柱外科医师，要想顺利完成前路腰椎椎体间融合术，既要对相关解剖学、生物力学等基础知识了然于胸，也需要将该术式的临床理论要点透彻掌握，才有可能"物情无巨细，自适固其常"。本专著本着"不忘初心，牢记使命"的精神，向读者系统地介绍了前路腰椎椎体间融合术的解剖和手术要领，以推动我国该术式在技术与理论水平上更上一层高楼。

  "几番磨炼方成器，十载耕耘自见功""灵心胜造物，妙手夺天工"。本专著由解剖学者与临床医师共同研讨撰写，凝聚了作者多年研究成果和临床实践经验心得。同时，在编写过程中，作者也参阅了大量国内、外经典专著及最新学科文献。

  "采得百花成蜜后，为谁辛苦为谁甜""辛勤劳苦依然笑，赢得遍地桃李香"。本专著有助于指导临床医师施行前路腰椎椎体间融合术，可作为脊柱外科医师与骨科医师的重要专业工具书，亦可为普外科医师、医学研究者、材料学研究者、护理人员、医学生等提供参考。

  "涓涓细流，归为江海；纤纤白云，终成蓝图"。《前路腰椎椎体间融合术——解剖学基础与临床应用》分为"应用解剖"与"临床应用"两大部分，分别从这两个角度对前路腰椎手术相关内容进行详细介绍，基础与临床密切结合，二者融会贯通，注重临床实用性。"百闻不如一见"，本专著另一大优点是配有作者自己的大量高质量的系列手术入路图像资料，使相关内容得以清晰直观地表达，有利于读者学习和掌握。

中国工程院资深院士

南方医科大学教授　　钟世镇

前路腰椎椎体间融合术，是一项较为"古老"的脊柱外科技术。自20世纪初 Muller W首次报道前方经腹入路治疗腰椎结核以来，该技术已历经百余年的演变与发展。近年来，随着社会进步与科技发展，前路腰椎椎体间融合术被赋予了新时代的特征，焕发出了新的活力。然而，与大家所熟知的后路腰椎手术不同，广大脊柱外科医师对前路腰椎椎体间融合术存在"陌生感"和"恐惧感"。因此，了解并熟悉腰椎局部解剖学特点，尤其是位于腹侧的脏器、大血管及神经结构的分布与走行，以及掌握正确的适应证和规范化的操作流程成为一个迫切的任务。

本书围绕"结合手术要求探讨解剖学重点，通过解剖学进展提高手术水平"的核心理念，不仅将腰椎局部解剖学特点以尸体标本、手绘插图和医学影像资料的形式进行全方位展示，而且从理论到实践、从整体到个案，结合典型病例将前路腰椎椎体间融合术的适应证、围手术期准备、手术技巧等进行了深入、系统的归纳与总结，把前路腰椎椎体间融合术的解剖学基础和临床应用进行了全面、规范的整合，并按照循证医学的观点讨论了手术策略的制订、并发症的处理、未来发展和改进的方向。

本书编委团队的成员均为长期从事前路腰椎解剖学研究和手术实践的国内一流的中青年学者、业内的中流砥柱，故该书能够让读者对前路腰椎手术获得更全面的认识和了解，非常具有临床参考价值。该书的出版必将为前路腰椎椎体间融合术在我国迅猛、健康发展带来不可估量的贡献，也为我国年轻的骨科、脊柱外科医师提供了一本内容丰富、极具实践性的工具书，必将受到业内人士的高度评价和认可。

中南大学湘雅二医院教授

FOREWORD
前　言

前路腰椎椎体间融合术（ALIF）于20世纪30年代首先由Carpenter和Burns提出，应用于临床已有80余年。该术式不仅能够避免后路腰椎融合术对椎旁肌及脊柱后柱结构的破坏，而且能够清晰显露并完整切除椎间盘，实现椎间大量植骨，具有明显优势。但ALIF技术目前在我国尚未得到广泛开展，其原因主要是大多数脊柱外科医师不熟悉腰椎前路解剖，唯恐损伤脊柱前方重要血管、神经，且目前国内尚无系统介绍ALIF应用解剖、手术技巧及临床应用等方面的专著以供临床参考。

本书前半部分从临床实际需求出发，针对ALIF手术入路、术中解剖学标志、术中常见解剖结构等临床具体问题，向读者介绍了相关临床解剖学资料，具有较强针对性，凝聚了本团队最近数年关于该术式的最新临床解剖学研究成果。同时，本书也结合目前较为成熟的影像学、断层解剖学等解剖学观测技术，以期更系统全面地阐述ALIF相关的解剖结构。

本书后半部分以临床应用为重点，总结本团队10年来成功完成400余例ALIF手术的临床工作经验，对ALIF术前评估与准备、手术技巧、临床应用实例、术后处理等具体临床应用进行了详细阐述，图文并茂。

本书的编写初衷是希望能够系统介绍ALIF相关解剖及其临床应用，将本团队的临床解剖学研究成果与临床经验向广大脊柱外科同仁分享，以期更好地推广普及ALIF技术。

本书编写过程中得到了各位同仁和专家的大力支持与帮助，在此深表谢意。特别感谢南方医科大学金大地教授、南方医科大学微创外科解剖研究所丁自海教授、中南大学湘雅二医院吕国华教授在百忙之中给予指导和审校，使本书更臻完善。感谢山东科学技术出版社的大力支持，使本书能早日与读者见面。

由于本书作者编写水平有限，书中难免存在谬误之处，恳请广大读者予以批评斧正，以便将来修订提高。

编者

CONTENTS

目　录

前路腰椎椎体间融合术的历史与展望

前路腰椎手术，适应证较为广泛，包括椎间盘退变性疾病、腰椎滑脱、肿瘤、创伤、感染、骨折、退变性腰椎侧凸、假关节形成、邻近节段退变等，是脊柱外科常用的手术技术之一。前路腰椎手术最早出现于20世纪30年代。1932年，Capener提出了前路腰椎融合术理论上的可行性，建议以其替代后路腰椎融合术治疗腰椎滑脱。1933年，Burns报道了第一例前路腰椎椎体间融合术（anterior lumbar interbody fusion，ALIF）：经腹膜入路将自体腓骨从L5椎体斜插入椎间隙以治疗腰椎滑脱。1936年，Mercer也报道了经腹膜入路：植骨块经L5椎体下缘和S1椎体上缘插入椎间隙，植入2块自体髂骨后以螺钉固定。此技术主要用于L5/S1和L4/5节段。此后，Jenkins和Speed也描述了类似的技术。Lane和Moore在1948年描述了经腹膜前路腰椎椎体间融合术，探索了从同一手术切口（耻骨联合至脐上7.5 cm）到达L3~5椎体的可能性。Iwahara于1944年第一次提出经腹膜外入路腰椎椎体间融合，并于1963年报道了58例经腹膜外入路腰椎椎体间融合的病例。1960年，Harmon报道了250例前路腰椎椎体间融合术的病例，他采用左下腹腹直肌旁切口，可到达L3至S1椎体，并使用了特制的固定于椎体上的牵开器，以助于显露术野。

至20世纪60年代，前路腰椎椎体间融合术基本成熟。Harmon针对前路腰椎椎体间融合术发表了大量文章。1963年，他报道了经腹膜后入路椎间盘切除和植骨融合的244例病例。次年，他详述了该术式的手术技巧、避免并发症的策略和腹膜后静脉的解剖要点。数年后，Hodgson和Wong也将前路腰椎椎体间融合术应用于腰椎滑脱和椎间盘疾病的治疗。通过脐与耻骨联合中点、肋下与髂嵴中点连线做S形切口，通过腹膜外或经腹膜入路，到达L3至S1之间的椎间盘（经腹膜外入路主要用于既往有腹部手术史的患者）。他们比较了髂骨、腓骨、髂骨/牛骨混合骨，发现以髂骨为植骨材料时效果最好。

合适的手术切口对于良好的显露是至关重要的。Dewald采用的是位于左下腹的横向切口（6~10 cm），腹直肌筋膜则行Z形切开，这种方法可显露L3至S1共3个节段。对于中腰椎，Tay和Berven建议采用沿腹直肌鞘的旁正中切口腹膜后入路，经腹膜入路时采用Pfannenstiel切口。Brau具体描述了单节段前路腰椎椎体间融合术的手术切口。对于单节段，其推荐使用旁正中横切口；对于2~3个椎间隙的手术，建议采用斜切口。Bassani建议采用环脐切口，可经腹膜后显露L3/4至L5/S1共3个椎间隙。切口为环形，绕脐270°。该切口保留了皮肤的血管，可通过皮肤及皮下组织窗的移动来显露不同的椎间隙。

然而，前路腰椎手术的发展历程并不是一帆风顺的。Stauffer和Coventry报道，仅36%的患者临床结果良好，建议前路腰椎手术应当作为后路植骨困难时的补救手术。Goldner也对前路腰椎手术持反对态度。但是值得注意的是，他们的研究中的大多数患者有既往手术史。在Flynn和Hoque的研究中，一半患者的临床结果良好。Sacks则报道其临床满意率与其他融合方式类似。这些正面和负面的临床报道使得前路腰椎椎体间融合术在20世纪六七十年代充满争议。20世纪80年代，Chow、Crock和Inoue等人的报道均证明前路腰椎椎体间融合术临床结果良好，至此，前路腰椎椎体间融合术才重新流行起来。

前路腰椎椎体间融合术发展为两大流派：小切口入路和内镜/腹腔镜下入路。两种方法均旨在减少手术并发症，缩短住院时间，促进康复。Obenchain于1991年首次描述了经腹膜腹腔镜腰椎间盘切除。Mathews介绍了腹腔镜L5/S1椎间盘切除和自体髂骨植骨融合。同年，Zucherman报道了17例腹腔镜下L4/5和L5/S1内固定融合，使用的是填充自体髂骨松质骨的锁定融合器。Mahvi和Zdeblick进一步报道了该技术的初步经验。Regan根据血管分叉的解剖变异情况探索了腹腔镜下L4/5椎间盘切除内固定融合的可行性。腹腔镜技术具有其特定缺点，在腹腔镜经腹膜入路时，需使用CO_2来产生人工气腹。CO_2的使用有很多缺点，包括生理和血流动力学改变。吸引装置的使用也会带来麻烦，因为吸气的速度比充气的速度快，给术野显露和血管损伤的处理带来麻烦，并且气体环境不利

于广泛的组织切除。Henry介绍了一种不需充气的腹膜外技术。随后，其他学者也报道了该技术的应用。

支持和否定腹腔镜下前路腰椎椎体间融合术的文章均有发表。尽管该技术是可行和安全的，在严格遵守手术适应证的前提下临床结果良好，但其学习曲线陡峭、手术时间长等阻碍了其广泛应用，这导致脊柱外科医生逐渐放弃了腹腔镜下前路腰椎椎体间融合术和球囊辅助下腹膜后内镜下前路腰椎椎体间融合术转而探索小切口入路。对于小切口入路，牵开器系统和肌肉保护技术是至关重要的。Mayer于1997年改进了Fraser的肌肉劈开技术，使用了自动牵开器系统，引入了显微镜技术，仅需4 cm的切口，即可实现术野的良好显露和照明。手术涉及L2/3至L4/5椎间隙时，患者取侧卧位。对于单节段融合，皮肤切口位于椎间盘中点的投影，与腹外斜肌纤维的走行平行。对于双节段手术，切口位于2个椎间隙中点连线的投影。对L5/S1节段，于脐与耻骨联合连线中下1/3取横切口。L5/S1一般采用经腹膜入路，其他节段采用腹膜后入路。

前路腰椎椎体间融合术近年来更为流行，仅以美国为例，2014年前路腰椎椎体间融合术的手术量是2007年的1.68倍，平均每年增长24.07%，其中34.6%的患者接受的是多节段手术。前路腰椎手术具有以下一系列优点：直达并且充分显露椎间盘，彻底切除椎间盘，充分撑开椎间隙并植入大号融合器以达到有效的椎间孔的间接减压；前方入路可切除前纵韧带，对前柱松解充分，有助于重建脊柱前柱序列，恢复腰椎生理性前凸，改善矢状面平衡；前路腰椎手术可避免脊柱后柱结构的损伤和椎旁肌

肉剥离，且不必经椎管内进行椎间盘切除，对神经组织干扰少；此外，前路腰椎椎体间融合术手术时间也较短，术中失血少。此术式可能的并发症则包括血管损伤、逆行射精、肠梗阻、腹膜损伤、输尿管损伤、神经损伤、切口感染、腹膜后血肿、动脉血栓、深静脉血栓、腹直肌麻痹、腹直肌疝等。Dexter K Bateman 纳入了76个研究共计11 410名前路腰椎手术患者，统计了其并发症，总体并发症发生率为14.1%，再手术率为3%。最常见的并发症为静脉损伤（3.2%）、逆行射精（2.7%）、神经损伤（2%）、植入物相关并发症（2%）、术后肠梗阻（1.4%）、浅部切口感染（1%），并且，经腹膜腹腔镜手术的并发症发生率较高。

尽管前路腰椎椎体间融合术经历了漫长的发展历程，但其仍有待进一步完善。首先，由于椎体侧前方的血管牵拉幅度受限，腰椎椎体周径较大，导致进行前路直接减压时术野较小而深，常规照明和肉眼直视难以做到彻底减压。脊柱显微镜可以提供良好的照明和视野，是一个具有较大潜力的解决方案，但前入路时椎体离体表距离过远，减压操作时存在困难，且目前尚缺乏有效而简便的前路腰椎手术自动撑开器，也缺乏专门为脊柱显微镜下前路腰椎手术而设计的手术器械。脊柱显微镜下前路腰椎手术的整体解决方案有待优化。其次，多数脊柱外科医生对腰椎前方的解剖结构欠熟悉，对前方血管、输尿管的处理经验欠缺。此外，逆行射精导致的不育作为一种灾难性的并发症，目前其发生机制尚未完全明确。前路腰椎椎体间融合术的进一步推广有赖于对腰椎前方解剖结构的全面理解和深入研究。

1

腰椎及其连结

腰椎（lumbar vertebrae）有5块，与颈、胸椎骨相比在形态和结构上有其独有特点。有的第1、2骶椎间仍有软骨分隔，第1骶椎类似腰椎，称骶椎腰化（lumbarization）；第5腰椎也可与第1骶椎融合，称腰椎骶化（lumbar sacralization）；有的第1腰椎和第12胸椎也可互有移行关系。

腰　椎

■ 腰椎的基本结构

腰椎体积较大，具有椎骨的基本结构，包括椎体、椎弓（图1.1）。

椎　体

腰椎椎体因为负重关系，在所有椎体中体积最大，呈肾形，上下扁平。椎体的横径大于矢径，且每个椎体的上、下面的横径、矢径均大于中部的横径、矢径。除第5腰椎外，椎体下面横径、矢径皆大于椎体上面横径、矢径。椎体上面的横径、矢径自第1~5腰椎逐渐增大；椎体下面的横径、矢径自第1~4腰椎逐渐增大，而第5腰椎的减小。男性的椎体横径、矢径略大于女性。

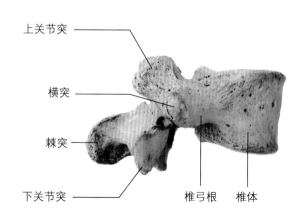
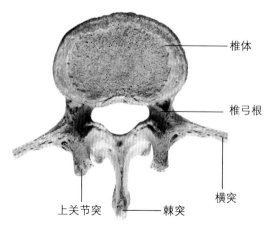

图1.1　腰椎的结构

椎体的骨小梁呈纵向和横向排列，略呈弧形，二者成90°角交织成网，以抵抗压应力及拉应力。压应力最大的部位，骨小梁呈垂直方向走行，能有效地防止椎体塌陷；拉应力最大的部位，骨小梁呈水平方向走行，以有效地防止椎体崩裂（图1.2）。随年龄增长，椎体骨质逐渐疏松，即单位体积骨量减少，横行骨小梁变细，甚至消失，而纵行骨小梁增粗，周围皮质变薄。椎体由于长期负荷，逐渐压缩变扁或呈楔形。正常男性在20岁时椎体骨矿物质密度当量（bone mineral density，BMD）约为75 mg/mL，而骨质疏松男性的BMD仅有25 mg/mL。髓核可经软骨板突向椎体，形成许莫氏结节。椎间盘退变后，椎体边缘出现骨质增生。

椎体的前面圆凹有滋养血管通过的小孔。椎体的后面即椎管的前壁，中部稍凹，有1~4个椎体动静脉通过的小孔。椎体的上、下面扁平粗糙，周围稍隆起，有椎间盘的纤维环附着其上。

在腰椎滑脱等一些需要植骨融合的病例中常行椎体间植骨融合术。由于腰椎椎体水平截面积较大，提供了足够大的植骨床，可允许植

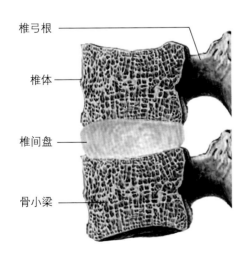

图1.2　腰椎椎体的结构

入较多的骨量；同时植骨时刮除软骨终板后的骨性终板为骨皮质及骨松质界面，其丰富的血供为植骨后的骨融合提供了良好的条件。以上两点使椎体间植骨的融合率和稳定性要优于传统的棘突间、横突间和椎板间的植骨方式。

腰椎在整个脊柱中起重要的承重和运动作用，椎间隙高度丢失导致的后果是腰椎及脊柱承重力线改变，造成腰椎的稳定性下降，加速相邻腰椎节段的退变、腰椎正常运动受限等，因此设法保持和恢复腰椎椎间隙的正常高度十分重要。

椎　弓

腰椎椎弓呈马蹄状，由椎弓根和椎板构成。椎弓上有2对上、下关节突，1个棘突和1对横突。

1. 椎弓根（pedicle of vertebral arch）　短而粗壮，起于椎体后面上部，向后方伸出，略向外偏斜，形成相对于矢状面的内倾角。三维解剖学研究发现，椎弓根断面呈肾形或泪滴形，周围为骨密质，内部为骨松质，其皮质厚薄不均，由薄到厚顺序为上部、内侧、下部和外侧。椎弓根后端较为致密，是最大的负荷区，由此处植入椎弓根螺钉可获得牢固的三维固定。椎弓根是椎骨最坚强的部分，被喻为"力核"（force nucleus）或连结前后柱的"钳夹"（图1.3）。

椎弓根上方有一较浅的椎弓根上切迹，构成椎间孔的下壁；下方有一较深的椎弓根下切迹，构成椎间孔的上壁。

2. 椎板（lamina）　椎板为宽而扁的板状结构，两侧椎板在中线会合，构成骨性椎管的后壁。由于高度不及椎体，故上、下椎板之间留有间隙，称椎板间隙，在此间隙内面有黄韧带将上下节段椎板相连。椎板在矢状面及冠状面存在一定的倾斜度，故上下相邻椎板若不是

椎弓根

椎体

椎间盘

骨小梁

有椎板间隙的存在则几乎呈叠瓦状排列。腰椎椎板均较厚，第1~3腰椎的椎板自上而下逐渐增厚，而第4、5腰椎的椎板又逐渐变薄，以第5腰椎椎板最薄，这种特点说明在第1~3腰椎椎板所承受的张力及旋转力较强，而第4、5腰椎的受力中心则转向椎间盘及椎体，椎板所受张力较小。第1~5腰椎椎板由垂直向下逐渐转为向后下倾斜，这种特点与腰椎生理前凸有关。第1~3腰椎椎板的排列几乎在同一冠状面上，其间的黄韧带较薄，封闭椎板间隙。第4、5腰椎椎板则向后上翘起，以第5腰椎最为明显，其椎板呈宽而短的形态。椎板宽度由上而下逐渐增大，椎板间隙亦自上而下逐渐增大。

3. 突起

（1）横突（transverse process）：在发生上由肋部和横突部愈合而成，其前部代表肋部，后部代表横突部。横突起自椎弓根后部与椎板结合处，突向外侧，略后倾。横突前后位扁平，横突基底部的后面有小结节，称副突（accessory process），基底部后缘向上的突起称乳突（mastoid process），乳突与副突之间可形成浅沟、切迹、孔或管。

第1~3腰椎横突逐渐增大，以第3腰椎的横突最为宽大、最长。第4腰椎横突比第3腰椎横突短小，且双侧上翘。第5腰椎横突粗短，呈圆锥形，先伸向外方，后转向外上方，倾斜度较大。双侧横突对称，但也有横突不在同一平面或不等长的情况。第5腰椎横突如过度发育，与第1骶椎融合，称腰椎骶化；也可能与髂骨形成假关节。横突会出现缺如的情况。

腰椎横突有腰方肌、腰大肌及腹横筋膜附着。当腰椎损伤或腹肌猛烈收缩时，腰椎横突由于直接受到损伤或附着于其上的肌肉猛烈收缩可发生骨折。

（2）关节突（articular process）：位于椎孔的后外方，椎间孔的后方，分为上关节突和下关节突，左右对称。上关节突宽而厚，由椎弓根后上方发出，与上位腰椎的下关节突构成关节。下关节突由椎板外下方伸出，与下位腰椎的上关节突构成关节。

腰椎上、下关节突夹角（关节间隙与腰椎冠状面所成夹角）自上而下逐渐减小，即由矢状位逐渐变为偏向冠状位（图1.4）。上位腰椎关节突关节面接近矢状位，与腰椎冠状面之间的夹角大；下位腰椎关节突关节面接近冠状位，与腰椎冠状面之间的夹角小。

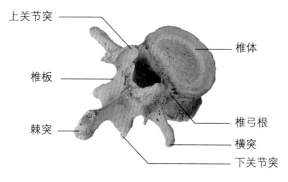

图1.3　腰椎椎弓根和椎板结构

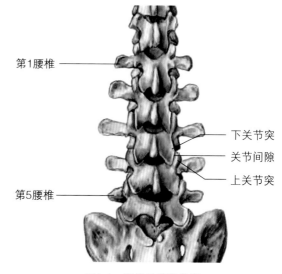

图1.4　腰椎关节突角度

第1~3腰椎上、下关节突关节面几乎均呈矢状位，所以关节突关节间隙也呈矢状位，这种特点在腰椎正位片可清晰地显示。第4、5腰椎的上、下关节突关节面则逐渐变成斜行方向，第5腰椎的下关节突关节面倾斜更加明显，几乎呈冠状位，所以在腰椎正位片上有的第4、5腰椎关节突关节间隙显示不清晰，这种关节突关节面方向的变化说明上腰椎控制旋转的能力较强，而下腰椎则允许有较大幅度的旋转。第5腰椎上关节突关节面多呈凹面，少数呈平面，这多是上关节突退变，由其后面的乳突和前方的部分增生形成的，这种退变可以使关节突关节有更大的接触面积，也更加稳定，可能是一种代偿反应。

腰椎上、下关节突交界处称峡部，是上、下关节突力学转折处，是后伸时承受压力最大的部位（图1.5A）。自上而下腰椎峡部的厚度逐渐增大，在第3腰椎为6.5 mm，在第5腰椎为8.3 mm；长度自上而下逐渐减小，在第3腰椎为9.5 mm，在第5腰椎为6.0 mm；宽度则无明显差异。峡部是后伸时压力由上关节突向下关节突转折的应力集中点，又是上位节段下关节突下部在后伸时相接触的部位，所以峡部是后伸时受压力及剪力的最集中部位。下位峡部的受力比上位峡部要大，所以腰椎峡部裂以下位腰椎多见，其中第5腰椎最为常见，其次为第4腰椎，其他腰椎峡部几乎不发生峡部裂。峡部大部分为骨皮质，其内几乎不含有骨松质，故峡部裂后很难自行愈合。

当峡部裂发生后，该椎板连同下关节突与其椎体及上关节突发生分离，此时关节突关节阻挡腰椎向前滑脱的作用消失，所以多发生腰椎滑脱（图1.5B）。这种滑脱是腰椎在下位椎体上向前滑移，滑脱程度可为Ⅰ°~Ⅳ°。发生滑脱时，椎体及上关节突连同横突向前滑移，下关节突、椎板连同棘突则留在原位，并不随椎体一起向前滑移。滑脱椎体的上位腰椎亦随之向前滑移。这样，在滑脱上位腰椎的棘突与滑脱椎的棘突之间形成了台阶，滑脱程度越重，这种台阶感就越明显，所以在怀疑患者患有腰椎滑脱时，一定要触摸腰椎棘突，检查有无台阶感。如果第5腰椎峡部裂，第5腰椎椎体向前滑脱，在体检时摸到的向前滑移的棘突是第4腰椎棘突；如果第4腰椎滑脱，向前滑移的

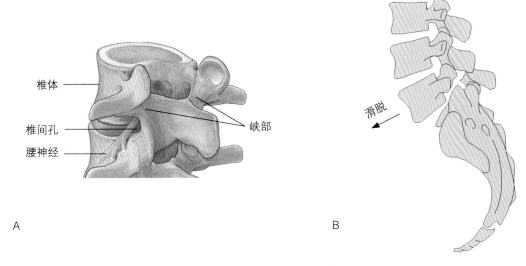

椎体

椎间孔

腰神经

峡部

滑脱

A

B

图1.5　A. 腰椎峡部。B. 椎体滑脱

棘突则是第3腰椎棘突，而不是第4腰椎棘突。

当峡部持续受剪力及腰椎退行性改变不稳时，峡部还可能发生另外一种病理改变，即峡部延长、变细，这种变化也常伴随滑脱，但滑脱程度不重，一般在0°~Ⅰ°之间。

同一椎骨左右两侧关节突的关节角度无明显差异，第1腰椎的上关节角度男性大于女性，其他关节角度男性均小于女性。上下相对应关节突关节角度除L5/S1外，其余上关节角度均较上位椎骨的下关节角度大，故两关节面间存在夹角且向前内方向开放，即向椎管开放。从第3腰椎至第1骶椎关节角度增大的变化有利于腰椎的屈伸，但不利于其侧屈，并易导致关节冠状位的不稳定，使下腰椎发生疾患的可能性增大。

（3）棘突（spinous process）：棘突位于两侧椎板在中线会合处，向后平伸，呈长方形薄板状，后缘较厚。与椎板相连处称基底部或根部，后方末端称尾部。腰椎的棘突具有杠杆作用，肌肉、韧带附着其上，以增加脊柱的坚固性和稳定性。棘突长约26 mm，高约6 mm。棘突常向一侧倾斜，占26.4%~55.6%，并常向一侧扭转1°~20°。

崔新刚、丁自海等对第10胸椎至第5腰椎节段腰椎棘突与椎弓根的解剖关系进行了研究，发现自第10胸椎至第5腰椎，棘突根部上缘至椎弓根上缘距离呈递减趋势，至椎弓根下缘距离呈递增趋势。棘突间距从上到下逐渐减小，第1、2腰椎为（7.61±2.44）mm，第5腰椎、第1骶椎为（4.03±2.57）mm。棘突中央的高度中段较大，上、下段较小。

各腰椎的特点

1.第1腰椎　上与第12胸椎相连，下与第2腰椎相连，为胸腰移行部，所以第1腰椎的椎体矢状径较大，横径较小，更似胸椎椎体，其横突短小，这与其横突所附着的腰方肌、腰大肌纤维少，受力较小有关。其上关节突较为细长，乳突副突嵴较为明显，位于峡部的外上方。椎弓根横断面是椭圆形，纵径明显大于横径，上、下关节突均呈矢状位。第1腰椎椎体前缘低，后缘高（图1.6）。

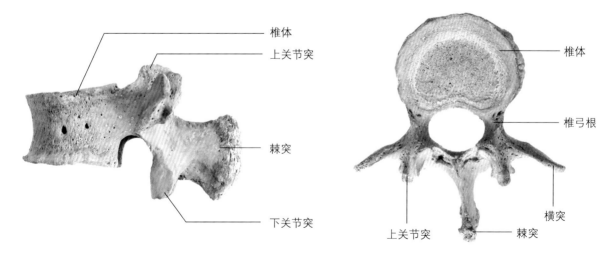

图1.6　第1腰椎形态

2. 第2~4腰椎 椎体横径及矢状径自上而下逐渐增大，其形态几乎一致。腰椎前缘高度自上而下逐渐增大，而后缘高度则逐渐减小。第2腰椎椎体的前缘低、后缘高，第3腰椎椎体的前、后缘高低大致相当，多数情况下第4腰椎呈前高后低。有研究显示，第1~3腰椎椎体前缘依次递增1 mm，而第3~5腰椎则等高；第1、2腰椎的后缘高度相等，第3~5腰椎后缘高度则依次递减2 mm（图1.7~1.9）。

3. 第5腰椎 是将上半身重力传导至骶骨及骨盆的枢纽，又是生理前凸与骶曲相转折处，故与上位椎体相比，其横径更大，而矢状径更小（图1.10）。宽扁为其形态特点，其前缘高度明显高于后缘，侧面观呈"楔形"或"梯形"，这种特点可能是第5腰椎易发生滑脱的原因之一。

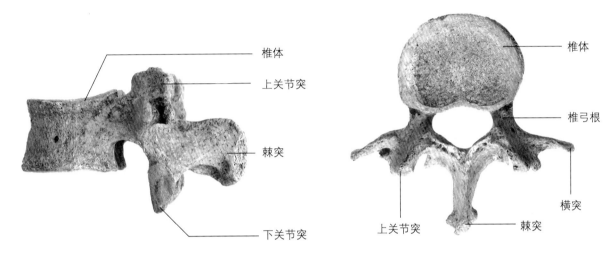

图1.7 第2腰椎形态

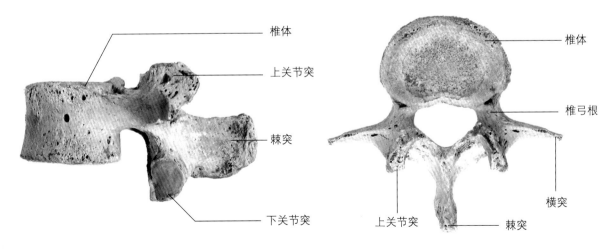

图1.8 第3腰椎形态

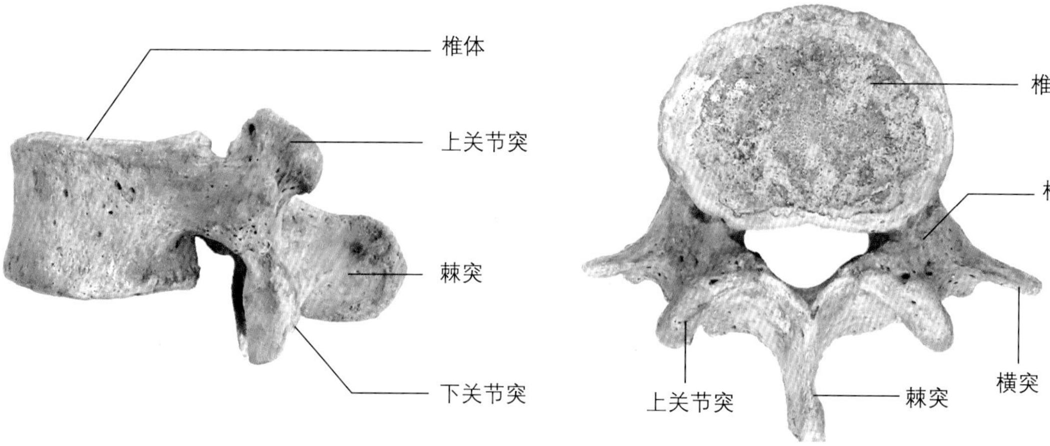

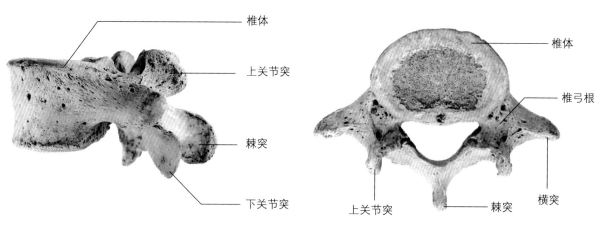

图1.9　第4腰椎形态

图1.10　第5腰椎形态

腰椎椎管

　　腰椎椎管前壁为椎体、椎间盘和后纵韧带，后壁为椎板及黄韧带，侧壁为椎弓根，后外侧为关节突关节。在考虑椎管结构时，不仅要注意其骨性管壁，也要注意其软组织部分。椎管可分为中央椎管和侧椎管，前者主要是指硬膜囊占据的部分，后者为神经根管。

　　1. 中央椎管　第1、2腰椎段中央椎管呈圆形或卵圆形，在第3、4腰椎段多呈三角形，在第5腰椎段多呈三叶草形（图1.11）。因退变或其他病变，椎管形态还可发生不同改变。中央椎管的正中矢状径（椎体后缘至棘突基底）为17（14~20）mm（图1.12），横径（椎弓根间径）为24（19~29）mm。男性椎管的横径较女性的大1 mm（表1.1）。中央椎管的矢状径小于13 mm，横径小于18 mm为腰椎管狭窄，伴发病变为腰椎间盘退变、椎间关节不稳、黄韧带肥厚、椎体后缘及小关节突增生、腰椎间盘膨出或突出，第3、4腰椎段椎管最易发生椎管狭窄。

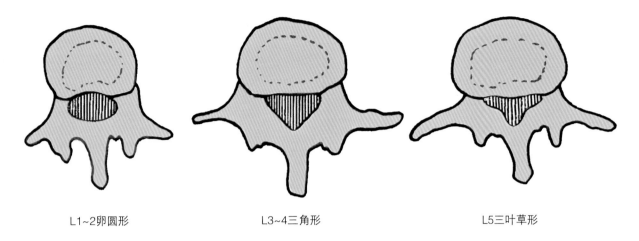

L1~2卵圆形　　　　L3~4三角形　　　　L5三叶草形

图1.11　腰椎段中央椎管的形态

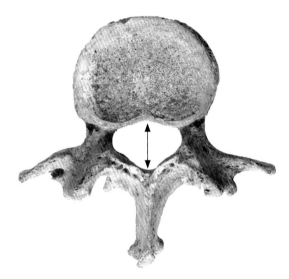

图1.12　腰椎段中央椎管正中矢状径

表1.1　第1~5腰椎平面的椎管面积（mm²）

	L1	L2	L3	L4	L5
男性	239	225	214	207	215
女性	232	221	200	188	198

腰段脊柱从屈曲位至伸展位，椎管可发生下列改变：①腰椎椎管缩短2.2 mm，其内含神经组织也变短变宽；②黄韧带纤维变松、变厚；③椎间孔变窄；④椎间盘均向后轻度突出。

正常的椎管，硬膜周围有一定空间允许神经根活动，而在椎管狭窄时，硬膜及其马尾被紧紧包裹，一旦腰椎从屈曲位转至伸展位，神经组织即受影响。站立及行走时，腰椎前凸增加，神经根受到牵扯，血供减少，临床上常出现间歇性跛行，行走稍多即疼痛难忍；坐位及

蹲位时，腰椎转为轻度后凸，椎管容积稍有增加，血供增加而症状也有所缓解。

中央椎管内由硬膜囊及其内马尾神经占据，由于脊髓末端一般位于第1腰椎下缘或第2腰椎上缘，故在第3腰椎水平以下，硬膜囊内只有马尾神经，所以第3腰椎以下中央椎间盘突出只是压迫硬膜囊和马尾神经，而不累及脊髓。中央椎管后壁为椎板及黄韧带，椎板或黄韧带肥厚时可突入椎管而压迫硬膜囊，这在伸展位时更加明显，多节段的黄韧带肥厚是造成腰椎

管狭窄的因素之一，这种狭窄可导致马尾神经卡压、缺血、变性。

2.侧椎管　由侧隐窝向外相续椎间孔而成，为腰神经根出入中央椎管的通道，故又称腰神经通道。此通道可分为两段，即神经根管（从硬膜囊穿出点至椎间孔内口）和椎间孔。

侧椎管内有神经血管通过，周围空间被疏松结缔组织和脂肪填充，以适应这些结构的相对运动。侧椎管呈上宽下窄的耳形，其上、下界为椎弓根，前界为椎体和椎间盘的后外侧面，后界为椎间关节的关节囊及黄韧带外侧缘。侧隐窝是侧椎管的重要结构，为神经根管最狭窄部分，前面为椎体后缘，后面为上关节突前面与椎板和椎弓根连接处，外面为椎弓根的内面。内侧入口相当于上关节突前缘，向下外续于椎间孔。

（1）神经根管：虽然不长，但有以下几个部位比较狭窄，可能卡压神经根。

1）盘黄间隙（disc-flava ligament space）：即椎间盘与黄韧带之间的间隙，第1~5腰椎的盘黄间隙的长度见表1.2。椎间盘退变时向四周膨出，如同时合并黄韧带增厚，向前突出，将使盘黄间隙进一步狭窄。

表1.2　腰椎椎管各节段盘黄间隙长度的测定数值（mm）

L1/2	L2/3	L3/4	L4/5	L5/S1
4.7	3.4	2.5	1.9	2.5

2）侧隐窝（lateral recess）：为神经根的通道，其矢径越小，横径越大，表示侧隐窝越窄越深。第5腰椎段最易引起侧隐窝狭窄，原因是：①椎孔多呈三叶草形；②矢径可小至2~3 mm；③上关节突增生变形较多。第5腰椎侧隐窝矢径与横径的测定数值见表1.3。

表1.3　第5腰椎侧隐窝矢径与横径的测定数值（mm）

	男性		女性	
	左	右	左	右
矢径	4.88	5.02	4.87	4.89
横径	3.60	3.34	3.96	3.55

腰椎有无侧隐窝及侧隐窝的深浅，与椎管的解剖学形态有关。第1腰椎椎孔以椭圆形为主，基本上无侧隐窝。第2、3腰椎椎孔以三角形为主，侧隐窝也不明显。第4、5腰椎椎孔以三叶草形为主，故侧隐窝较明显（图1.13）。

3）上关节突旁沟（pararticular sulcus）：腰神经向外经上关节突关节面内缘所形成的浅沟。上关节突关节面如呈球形增大，并有内聚，可使神经根遭受压迫。

4）椎弓根下沟（subpedicular sulcus）：椎间盘明显退变萎缩时，可使上一椎体连同椎弓根下降，后者与椎间盘侧方膨出形成一沟，可使通过的神经根发生扭曲。

（2）椎间孔（intervertebral foramina）：分内、外两口。腰神经根通过椎间孔，向外下倾斜，在椎间孔内走行长度比椎间孔横径要长（图1.14）。腰神经根的前、后根会合处，一般位于椎间孔水平。

椎间孔外口面积与神经根横截面面积相差悬殊，第1腰神经根只为同序数椎间孔的1/12，即使较粗的第4、5腰神经根，亦只为同序数椎间孔的1/5~1/4，似有较大的活动空间。实际上椎间孔内、外口一般只留有一缝隙，有效空间很小，特别在内口，盘黄间隙较窄者更是如此。

椎间孔内有上位序数的神经根及伴行动、静脉穿出，如L4/5椎间孔穿出的是第4腰神经根，L5/S1椎间孔是第5腰神经根。椎间孔内有横行的椎间孔韧带将椎间孔分为上下2部分或3部分，神经、血管各自走行在一部分中（图1.15）。一般状态下，神经根走在上份，血管及脂肪走行在下份。有的椎间孔韧带与椎间孔围成的部分空间太小，可造成神经的卡压，故椎间孔韧带也是造成神经根卡压的因素之一。在腰段椎管，自上至下椎间孔由大变小，而在其中走行的神经根自上至下却由小变大，故下位腰椎椎间孔处造成神经根卡压的可能性较大。

第4、5腰神经根较粗，行程长，斜行，其脊神经节偏内侧，靠近椎间孔内口。第4、5腰神经通道也存在一些致病的潜在因素：①椎管矢、横径较小，椎管容积也最小；②侧隐窝明显，矢径最小；③L4/5椎间盘及L5/S1椎间盘厚，向后有一定程度膨出；④黄韧带较厚；⑤盘黄间隙较窄；⑥椎间孔较长，内口及外口的椎间孔韧带均较薄，支持作用较弱，如神经根坠入椎间孔下部，更易遭受卡压。

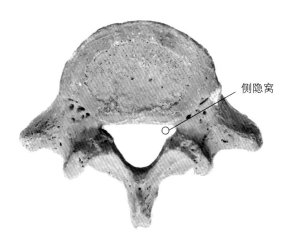

图1.13　侧隐窝

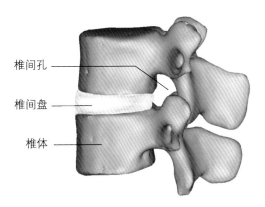

图1.14　椎间孔

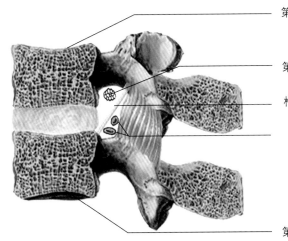

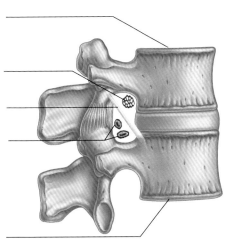

图1.15　L4/5椎间孔示意图

3. 神经根与椎间孔的对应关系 腰神经根自硬膜囊发出后斜向外下穿经侧隐窝及椎间孔。第1~5腰神经根斜行角度越来越大，神经穿经椎间孔的对应关系为：第1腰神经根走行在L1/2椎间孔；第2~5腰神经根分别对应L2/3、L3/4、L4/5和L5/S1椎间孔。所以，椎间孔狭窄及椎间盘极外侧突出压迫的神经根为穿经其内的神经根（图1.16）。如L4/5椎间盘极外侧突出，压迫第4腰神经根，所产生的症状、体征为胫前肌无力、小腿前内侧麻木疼痛、膝腱反射减弱或消失；而L5/S1极外侧突出压迫第5腰神经根，产生小腿外侧麻木疼痛及伸趾伸踇无力。当腰椎滑脱时，滑脱间隙椎间孔发生形态改变，压迫穿经其内的神经根，产生相应的症状。如第4腰椎滑脱时，L4/5椎间孔狭窄，可能刺激压迫其内的第4腰神经根；第5腰椎滑脱时可能刺激第5腰神经根。由于滑脱时该神经根随椎体向前滑移，多不会产生相应症状，但在手术复位后，则有可能使该神经根受到牵拉而

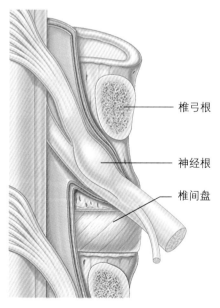

图1.16 腰椎椎弓根、神经根与椎间盘的关系（椎管后面观）

产生相应的症状和体征。滑脱越重，复位越满意，这种可能性也就越大。所以腰椎滑脱手术时应注意探查滑脱椎间孔的变化，并探查走行在其内的神经根。

4. 神经根与椎间盘后外侧的对应关系 由于神经根穿出硬膜囊的位置较高，所以椎间盘后外侧与神经根的对应关系又有其特点。一般情况下，同序数神经根在相应椎间盘的上方穿出硬膜囊，即L1/2、L2/3、L3/4、L4/5和L5/S1椎间盘的后外侧分别对应第2~5腰神经根和第1骶神经根近端，所以腰椎间盘后外侧突出压迫的神经根为下位序数的神经根近端，即L4/5椎间盘后外侧突出压迫第5腰神经近端。L5/S1后外侧突出时产生第1骶神经根受压症状。临床上腰椎间盘突出常见为后外侧突出，所以此对应关系有重要的临床意义。

5. 椎间盘与硬膜囊内马尾神经的对应关系 硬膜囊在腰椎椎管中央部走行，其前方为腰椎椎体、椎间盘及后纵韧带，后方为椎板及黄韧带。椎间盘中央与硬膜囊内马尾神经对应关系有其特点。

在硬膜囊内两侧马尾神经沿硬膜囊后外侧排列，近侧端的马尾神经排列在最外侧，沿硬膜囊后外侧内面，下位序数的马尾神经向内依次排列，在后正中部为第3~5骶神经根的马尾神经部。马尾神经在硬膜囊内并非呈自由漂浮状态，而是借软脊膜终丝固定。另外，在每根马尾神经穿出蛛网膜下腔及硬膜袖的部位也有蛛网膜形成的韧带固定。上腰段由于马尾神经数量多，又有脊髓圆锥占据中央，所以硬膜囊内缓冲空间较小，而在硬膜囊下部只有下位马尾神经，且此处硬膜囊宽大，所以缓冲空间较大。故上位腰椎间盘中央突出可能造成圆锥和数节段马尾神经损伤而产生相应症状。下位椎间盘中央轻度突出，一般不会压迫马尾神经而

产生神经根症状，只有存在巨大突出或椎管严重狭窄才有可能压迫马尾神经而产生大小便障碍及会阴区麻木等症状。

T12/L1椎间盘为胸腰移行部，脊髓在此水平开始变成锥形，横断面观脊髓位于椎管中央，其周围由第1~5腰神经的根丝包绕，第1腰神经根位于外侧，其感觉根和运动根已经融合成一体，而其他的腰神经根仍然呈分离状态。第2~5腰神经由外至内，并以部分重叠的排列方式包绕在脊髓下部，只有10%~15%的脊髓背侧未被包围。

第12胸椎或第1腰椎爆裂骨折或相应的椎间盘突出，多自前方压迫脊髓。此处为脊髓发出第5腰神经和第1骶神经的位置，所以受压时会出现双下肢肌力下降，大、小便有可能出现障碍。其周围的第1~5腰神经根受损，可出现股四头肌肌力下降，但不会出现病理征。

在L1/2椎间盘水平，硬膜囊内中央部为脊髓圆锥的末端，在其周围为第2腰神经至第5骶神经形成的马尾神经根由外向内、由前向后依次排列。第1骶部马尾神经的腹侧根和背侧根仍未融合，呈分离状态，而第2~5腰马尾神经的运动根和感觉根已经结合组成了共同体，下位的骶部马尾神经紧贴脊髓圆锥四周，其运动根和感觉根分别位于腹侧和背侧。第1、2腰椎间盘突出或第1腰椎椎体爆裂骨折致腰椎椎体后上角突入椎管，可压迫或损伤众多马尾神经和脊髓圆锥，产生的症状为双下肢感觉运动障碍、大小便功能障碍和性功能障碍，但不会出现病理反射，所发生的肌肉瘫痪为软瘫。

在L2/3椎间盘水平，第1骶部马尾神经的背侧根和腹侧根已经融合在一起，在其外侧有第3~5腰马尾神经由前外斜向后内排列，硬膜囊内只有马尾神经。每对马尾神经根中运动根居腹侧，感觉神经根居背侧，下位的骶神经根（第

2~5骶神经）位于背侧后正中部位。当第2、3腰椎椎间盘中央型突出时，马尾神经受压迫，产生第3腰椎以下的神经根受伤的症状、体征。

在L3/4椎间盘水平，双侧第3腰神经根已从硬膜囊发出并穿出L3/4椎间孔，所以在此处硬膜囊内由外至内排列为第4腰神经根至第5骶神经根，其中第4、5腰神经与第1骶神经呈斜面形沿硬膜囊后外侧壁内面排列，每对马尾神经运动根居腹内侧，感觉根居背外侧。

L3/4椎间盘中央型突出，可以压迫双侧第4腰神经根至第5骶神经根，但由于此处硬膜囊较为宽大，所以只有L3/4椎间盘突出巨大才有可能压迫硬膜囊内的马尾神经根产生症状，这种症状可能是双侧或双侧交替出现的股神经症状及坐骨神经痛，大小便障碍。L3/4椎间盘水平可以牵拉硬膜囊，故L3/4椎间盘切除可以从后路进行而不会出现明显的神经损伤。

在L4/5椎间盘水平，硬膜囊内自外向内排列的马尾神经为第5腰神经根至第5骶神经，第5腰神经根排列在前外侧，邻近其内侧的为第1、2骶神经根，而下位骶部马尾神经（第3~5骶神经）排列在后正中线上。这些神经根沿硬膜囊后外壁排列，硬膜囊的前内侧大部空间充满脑脊液，与L3/4椎间盘水平相比此处硬膜囊更为宽大，所以L4/5椎间盘轻、中度中央型突出时，很少出现马尾神经受压症状和神经痛，只有巨大突出时才有可能产生症状。其主要症状为交替出现的坐骨神经痛和大小便障碍。重度滑脱，可造成硬膜囊及其中的马尾神经损伤，产生症状为坐骨神经痛和大小便障碍，但不会累及股四头肌。

在L5/S1椎间盘水平，此处为腰骶移行部，在硬膜囊内前外侧为第1骶神经根，其内侧依次为第2、3骶神经根，在后正中为第4、5骶神经。L5/S1椎间盘中央型巨大突出或脱出，可以

将硬膜囊及其内神经紧紧挤压在后方的黄韧带和椎板前面，从而产生相应的症状。临床上常见为交替出现的坐骨神经痛、大小便功能障碍和性功能障碍。第5腰椎滑脱明显时，硬膜囊受压及牵拉，也可能产生大小便障碍。

骶部下位马尾神经自上而下均排列在硬膜囊的后正中部位，这些马尾神经支配参与大小便及性功能的各种肌肉及器官，所以后路椎管手术时如撕裂硬膜囊，最先损伤的或最易受到损伤的是这些骶部马尾神经，从而造成大小便功能障碍及性功能障碍。

腰椎发育畸形

1. 腰椎数目的变化　脊柱椎体总数基本上没有变化，只是各部位相互移行，如胸椎腰化、骶椎腰化、腰椎骶化伴有腰椎数目减少等，这种数目的改变在临床工作中应根据情况具体分析，其主要的临床意义在于定位时勿发生错误（图1.17，1.18）。

2. 腰椎融合畸形（分节不良）　常见相邻2~3节椎体分节不全，可呈完全性或不完全性融合（图1.19）。椎体融合时可残留或不残留椎间盘，椎体融合成一体，此时椎体的前后径小于上、下单一椎体的前后径，而其高度则小于2个椎体高度之和，后方的椎弓根可缺如，椎板也可融合成一体，所以其椎间孔往往较上、下椎间孔大，椎板间隙消失，这种形态特点与脊柱结核有所不同。首先，脊柱结核常有椎体破坏及椎间隙变窄，但极少合并椎间孔及椎板的变化；其次，脊柱结核常呈角状后凸畸形；第三，脊柱结核常合并腰大肌脓肿，而腰椎融合畸形则不合并椎旁软组织肿胀或脓肿等。

3. 腰椎半椎体（lumbar hemivertebra）　椎体的一半完全不发育或只有1/4椎体发育，而剩余的部分受上、下椎体的挤压，椎体呈楔形，这就是半椎体畸形。半椎体可以单侧存在，也可以双侧存在。如果只有1个半椎体卡压在2个正常椎体之间，常出现侧凸畸形。如果同一水平两侧各有一个半椎体，则形似蝴蝶椎，这种畸形多不引起侧凸畸形。半椎体有以下几种类型：①单纯多余半椎体，为圆形或卵圆形骨块，位于相邻两椎体之间，其上下可存在椎

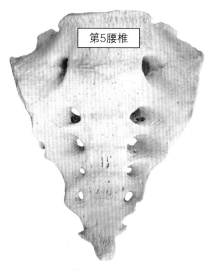

图1.17　腰椎骶化（丁自海教授赠）

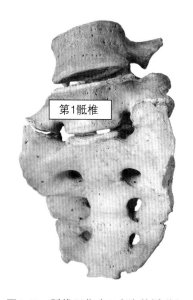

图1.18　骶椎腰化（丁自海教授赠）

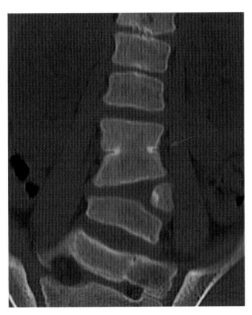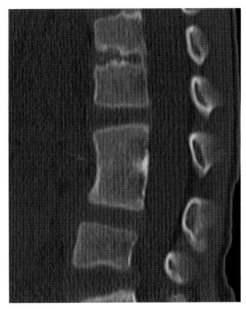

图1.19　腰椎融合（箭头示）

间隙，也可与上、下椎体融合，这种半椎体常有1个椎弓根；②单纯楔形半椎体，多呈三角形；③多个半椎体，相邻多个半椎体可融合在一起或形成较严重的侧后凸畸形；④互补半椎体，两半椎体位置相反，保持平衡，畸形相互抵消，多不引起严重的脊柱侧凸畸形；⑤后侧半椎体，半椎体多位于椎体后部，引起脊柱后凸，其前方不发育，多见于腰骶部（图1.20）。

4. 滑脱（spondylolysis）　多是指椎弓峡部裂引起的椎体向前移位，这种滑脱称为真性滑脱。有的脊椎滑脱亦可向后移位，称为后滑脱，这种滑脱多不合并峡部裂。脊椎滑脱除直接压迫神经外，常合并椎间盘突出、韧带劳损等病理改变，所以脊椎滑脱是一系列病理改变的总称，而非单一病变。

腰椎峡部的形态各异，峡部横断面多呈三角形，亦可呈四边形或椭圆形，在第4、5腰椎部分峡部呈新月形（图1.21）。在上腰椎的峡部

走向垂直向下，但至第5腰椎峡部则明显向后倾斜。在冠状切面上，第1~4腰椎峡部为均匀较厚的骨皮质，中部骨小梁纵行排列；而在第5腰椎峡部，其前外侧皮质明显增厚，而后内侧部则变薄，骨小梁横行排列。第5腰椎峡部的这种形态特点使其坚固性减弱，在脊柱向下传递重力与腰骶关节向前内上传递的反作用力相交的剪力作用下，第5腰椎峡部较易断裂。

造成腰椎滑脱的病因目前有先天性和后天性学说。先天性峡部发育不良被认为是造成峡部裂的原因（图1.22），但目前尚缺乏强有力的证据支持这一学说。大量文献表明，峡部裂及滑脱是由于重复慢性损伤及应力造成峡部疲劳骨折。当腰后伸时，上位腰椎下关节突持续挤压或反复撞击下位椎体的峡部，造成细微损伤，多次反复积累达到一定程度，便可发生骨折，属于一种疲劳骨折。

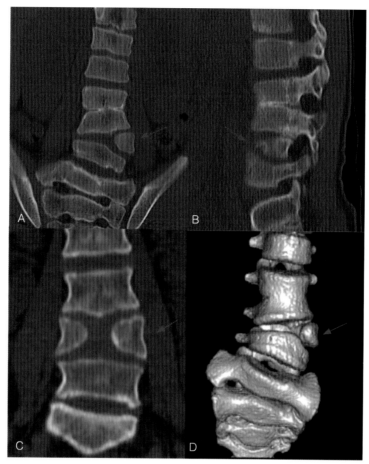

图1.20 腰椎半椎体畸形（箭头示）

A. 前面观。B. 侧面观。C. 蝴蝶椎。D. 半椎体三维重建

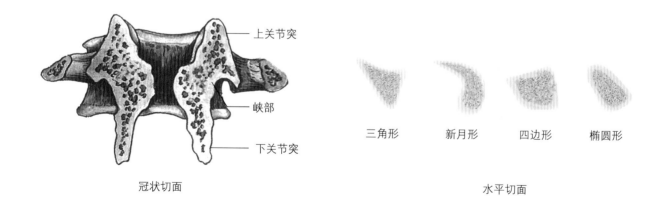

图1.21 腰椎峡部形态

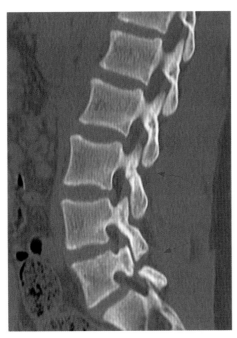

图1.22 发育性峡部裂（箭头示）

腰椎滑脱常伴有峡部裂。多裂肌对腰椎稳定甚为重要，如峡部裂时，肌肉稳定脊柱的作用减弱，棘间韧带及黄韧带等支持结构亦发生相应的病变。在腰椎滑脱时，腰椎生理前凸增大，后伸明显，此时相邻棘突互相撞击，棘突间可继发滑膜囊软骨化、骨接触面骨质硬化等病理变化。

腰椎的连结

■ 椎间盘

椎间盘（intervertebral disc）由软骨终板、纤维环和髓核3部分构成。

1. 软骨终板（carlilage endplate） 在椎体上、下面各一个，厚约1 mm，中心区较薄，呈半透明状，位于椎体骺环之内。骺环在成人为椎体周围的骨皮质环，其作用在少年时为软骨源性生长带，在成年时为椎间盘纤维环的附着处。在婴幼儿软骨终板的上、下面有微细血管穿过，在出生后8个月微细血管开始关闭，在20~30岁完全闭塞，故成人软骨终板属于无血供组织。同一椎体上、下软骨终板的面积不同，第1~4腰椎的下软骨终板的矢径较上软骨终板的大；而第5腰椎椎体的软骨终板则相反。从第1~5腰椎软骨终板的面积逐渐增大。软骨终板的形状在第1、2腰椎呈肾形，在第3~5腰椎为椭圆形。软骨终板可承受压力，保护椎体。软骨终板有许多微孔，有渗透作用，水分及营养物质可经此渗透至椎间盘。

2. 纤维环（anulus fibrosus） 分外、内两层。外层由胶原纤维组成，内层由纤维软骨带组成，纤维环前部由前纵韧带加强，后部较薄，不如前、外侧部分坚实。在纤维环的前部，外、内层纤维各自平行斜向两椎体，纤维相互交叉重叠为30°~60°角。纤维环的后部纤维则以更复杂的分层方式排列。整个纤维环为同心环状多层结构，外层纤维比较垂直，越近中心纤维越倾斜，接近髓核时几乎呈平行纤维。纤维环的相邻纤维层的交叉排列，可能与髓核对其所施内部压力有关，也可能与来自椎体的压力和脊柱的运动有关。

3. 髓核（nucleus pulposus） 位于椎间盘内，位置随生长发育而变化，出生时位于椎间盘中央，成年时位置后移，位于椎间盘内偏后方。髓核呈胶冻状，主要由水分和胶原物质构成，水分占75%~90%。髓核使脊柱均匀地承载负荷。老年人身高要比青年时稍矮，其中一个原因是髓核水分含量随年龄增大逐渐减少。在相邻椎骨的运动中，髓核起支点作用，作滚珠样运动。髓核的营养靠软骨终板渗透获得。

关节突关节

关节突关节（zygapophyseal joint）属于平面小关节，在矢状面上成90°角平行排列，在冠状面有45°的夹角（图1.23）。因此腰椎关节突关节的方向并不适合抵抗脊柱的轴向压力，当腰椎做前屈、后伸及轴向旋转时都易造成关节突关节的损伤。关节囊较薄且松弛，前后方分别有黄韧带和棘间韧带加强。关节囊纤维层由腹侧黄韧带延续而成，纤维层内面也有滑膜层，腹、背侧的滑膜层向关节内形成软骨性半月板，以增加关节的稳定性。

腰椎后方双侧关节突关节和前方椎间盘形成三关节复合体，是维持腰椎稳定的基础结构，其解剖特点与功能相互关联，相互影响。小关节损伤可使椎间盘受累，椎间盘损伤后可使关节突关节受累，逐渐形成退变性腰椎不稳。

韧带连结

1. 前纵韧带（anterior longitudinal ligament）　前纵韧带在椎体前面，其上端起于枕骨底部及寰椎前结节，向下延伸到骶椎的上部。前纵韧带由致密的弹力纤维组成，呈纵向排列。浅层纤维最长可跨4~5个椎体，中层纤维跨2~3个椎体，内层纤维仅连于相邻椎体，与椎间盘外层纤维和椎体的骺环相连，但不进入椎体及椎间隙。前纵韧带并不完全覆盖腰椎椎体的前面，在椎体前凸处纤维增厚，具有限制脊柱过伸的作用。

2. 后纵韧带（posterior longitudinal ligament）　后纵韧带在椎体的后方，由枢椎向下延伸到骶椎，含浅、深两层纤维。浅层跨越3~4个椎体，深层呈"X"形连于相邻两椎体间。后纵韧带在椎体后面较松弛，与椎间盘的纤维环及椎体的骺环紧密附着，与椎间盘纤维环外

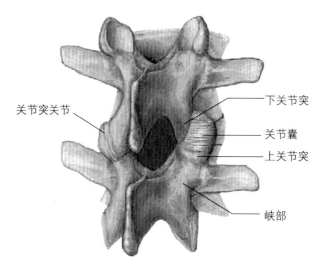

关节突关节

下关节突

关节囊

上关节突

峡部

图1.23　腰椎的关节突和峡部

层不能区分。后纵韧带中央部较厚，两侧部较薄，故椎间盘突出症向后外方突出者较多见。后纵韧带具有限制脊柱过屈的作用。在腰部，后纵韧带细小，很少骨化或肥厚导致椎管狭窄压迫神经。

3. 棘上韧带（supraspinal ligament） 腰椎的棘上韧带是一较为表浅的纤维束带状腱性组织，其深部纤维与棘突相连，浅部纤维跨越3~4个节段与棘间韧带和起自棘突的竖脊肌肌腱性纤维相连。随年龄增长韧带可出现各种退变现象。有少数情况棘上韧带下端止于第4或第5腰椎棘突，在第4、5腰椎及第5腰椎、第1骶椎的棘突间无棘上韧带。棘上韧带具有限制脊柱前屈的作用。

4. 棘间韧带（interspinal ligament） 棘间韧带位于相邻两棘突之间，从上一棘突的基底部到下一棘突的尖部。其前缘接黄韧带，后方移行于棘上韧带。腰椎的棘间韧带比颈胸椎的明显增厚。棘间韧带和棘突将两侧竖脊肌分开。棘间韧带具有限制脊柱前屈的作用。

棘间韧带由两层贴合，其间前层可有裂隙，贴于黄韧带后面。根据纤维起止可分为3部：①关节囊部，起自下位腰椎乳突内侧或下端，贴关节囊向内上后附于上位椎板下缘和棘突基部；具有稳定椎间关节，防止过度侧屈和旋转的功能。②腹侧部，其为棘间韧带的主体部分，分浅、深层，浅层起自椎板后面上1/3，向上内经黄韧带后方并弯向后，几乎水平地于棘间向后行，附于上位棘突下缘后份。深层起于黄韧带后面，水平地向后行，附于上位棘突下缘后半。浅层具有防止上一椎骨向后脱位的功能，深层将黄韧带固定于上位棘突，脊柱无论过伸过屈，黄韧带均不致向前压迫或打褶，以免对马尾神经或脊髓造成损伤。③背侧部，从浅到深的结构是：竖脊肌腱，附于棘突上缘

后1/4~1/3，纤维斜向上后；腰背筋膜后层，附于棘突上缘全长，纤维斜向后上，其前上缘与腹侧部的后下缘相接。背侧部对脊柱过屈起限制作用。

5. 黄韧带（ligamentum flava） 黄韧带连于相邻椎板之间，厚而坚实。其上方附于上一椎板前面，向外至下关节突构成关节突关节囊的一部分，再向外附于横突的根部；下方附于下位椎板上缘背侧，向外侧延伸到此节椎体上关节突的前上侧，参与关节囊的组成。黄韧带的外侧游离构成椎间孔的后界。一般认为，黄韧带厚度超过5 mm可能为增厚。黄韧带具有限制脊柱过屈的作用。在黄韧带与硬膜之间的硬膜外隙内有膜椎韧带（图1.24A）。

6. 椎间孔韧带（interforaminal ligament） 椎间孔的韧带主要分为放射型韧带和横跨型韧带。放射型韧带是指连接神经根袖并放射到椎弓根，椎体或椎间盘的后外侧缘或关节突内侧缘的韧带。所有放射型韧带均止于神经根，上方的放射型韧带起自椎弓根内侧缘或椎体后上缘。下方的韧带起自关节突关节的前方，以及椎体后下缘或椎间盘后上缘。腹侧的放射型韧带起自椎体后缘，背侧的韧带起自黄韧带。放射型韧带在椎间孔神经固定中发挥重要作用，使神经根保持在椎间孔中最佳位置，可防止神经根受到牵拉从而对其起保护作用。横跨型韧带是指在椎间孔内连接椎间孔内周围结构的韧带，存在于70%~90%的人类腰椎椎间孔中。主要分为2种，分别为连接椎体和横突之间的体横韧带（上体横韧带和下体横韧带）和除了体横韧带之外的横跨在椎间孔上的横孔韧带（上横孔韧带、中横孔韧带及下横孔韧带）。横跨型韧带可能是非椎间盘源性神经根卡压的主要原因（图1.24B）。

7. 膜椎韧带（meningovertebral ligament） 膜

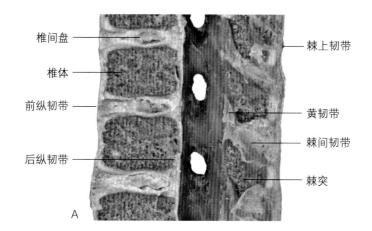

椎间盘

椎体

前纵韧带

后纵韧带

棘上韧带

黄韧带

棘间韧带

棘突

A

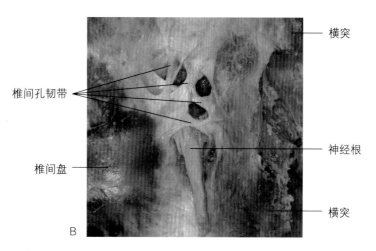

横突

椎间孔韧带

神经根

椎间盘

横突

B

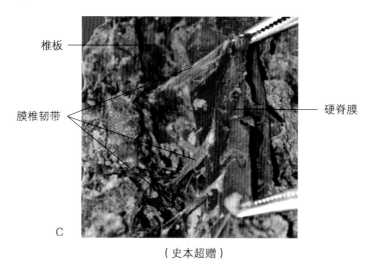

椎板

膜椎韧带

硬脊膜

C

（史本超赠）

图1.24　腰椎的韧带

椎韧带将硬膜连接到椎管内表面的结构上，腰骶部最为发达，是硬膜与黄韧带间正常存在的解剖结构。根据韧带的形状可分为5种类型：条带型（47%）、条索型（25%）、"Y"字型（14%）、网格型（8%）和薄片型（6%）。腰骶部硬膜背部膜椎韧带可能对硬膜囊的悬吊与固定起重要的作用。供应膜椎韧带的血管大多为椎内静脉丛，由于脊柱椎管内静脉无瓣膜，损伤出血后止血较为困难，增加了手术风险及椎管内感染的概率，应引起足够重视（图1.24C）。

■ 参考文献

1. 张佐伦, 刘立成, 周东生. 脊柱外科手术及并发症学. 济南: 山东科技出版社, 2002.

2. 王江栓, 丁冉, 赵庆豪, 等. 骶直肠筋膜在轴向腰椎椎体间融合术中的应用解剖. 中国临床解剖学杂志, 2016, 34(03):260−262.

3. 赵庆豪, 史本超, 钟恩意, 等. L5/S1椎间孔内韧带的形态和分布规律. 中国脊柱脊髓杂志, 2016, 26(04):335−341.

4. 李志军, 王瑞, 郭文通, 等. 脊柱椎板厚度测量及其临床意义. 中国临床解剖学杂志, 1999, 17(2): 155−156.

5. 叶启彬, 邱贵兴. 脊柱外科新手术. 第2版. 北京: 北京医科大学中国协和医科大学联合出版社, 2003.

6. 刘熹, 刘浩. 腰椎峡部裂修复重建手术相关骨结构的解剖学测量. 临床骨科杂志, 2007, 10(3): 273−276.

7. 吴波, 赵庆豪, 周潇齐, 等. 腰椎间孔镜的应用解剖. 中国临床解剖学杂志, 2017, 35(01):5−8.

8. 鲁昌盛, 刘长慧, 李小玲. 腰椎椎骨骨性管道与腰椎管狭窄症的解剖学基础. 鄂州大学学报, 2006, 13(6): 48−49.

9. 郝毅, 郑海潮, 任国良, 等. 腰椎间盘高度与椎间孔相关的解剖学研究. 中国骨伤, 2006, 19(11): 641−644.

10. 苏庆军, 王志为, 王庆一, 等. 下腰椎腹侧血管解剖及其临床意义. 中国脊柱脊髓杂志, 2006, 16(6): 458−461.

11. 陆声, 张美超, 徐永清, 等. 骨质疏松腰椎三维有限元数字化模型的建立. 中国临床康复, 2006, 10(9): 127−131.

12. 石作为, 姚猛, 王岩松, 等. 间盘源性下腰痛发生的神经解剖学基础. 中国临床康复, 2005, 9(45): 88−90.

13. 崔新刚, 张佐伦, 王道军, 等. 腰椎三种椎弓根定位方法的对比解剖学研究及意义. 中国脊柱脊髓杂志, 2005, 15(7): 433−435.

14. 王敏, 赵庆豪, 苏志海, 等. 基于CT/MRI融合建立的Kambin三角三维模型与标本测量的对比研究. 中国脊柱脊髓杂志, 2019, 29(01):67−73.

15. 李兵, 姜保国, 傅中国, 等. 腰椎横突形态学研究. 中国骨肿瘤骨病, 2003, 2(2): 94−97.

16. 史本超, 丁自海. 脊柱硬脊膜外腔"膜椎韧带"的研究进展. 中国临床解剖学杂志, 2012, 30(04):479−481.

17. 张勇, 李义凯, 余磊. 腰椎小关节囊的解剖学研究. 第一军医大学学报, 2002, 22(7):600−602.

18. 吴樾, 张学利, 袁武, 等. 腰椎节段性不稳定的解剖学和生物力学的研究. 天津医科大学学报, 2002, 8(1): 18−19.

19. 史本超, 李宏亮, 丁自海, 等. 腰骶部硬膜背部膜椎韧带的观测及其临床意义. 中国脊柱脊髓杂志, 2011, 21(12):1006−1010.

20. 陶玉平, 翁文杰, 朱亚文, 等. 腰椎椎间管和椎间管外区应用解剖研究. 江苏临床医学杂志, 2001, 5(1): 8−11.

21. 赵庆豪, 吕海, 丁自海. L5~S1椎间孔韧带研究进展. 中国临床解剖学杂志, 2018, 36(2): 231−233.

22. 郝毅, 赵大正, 郑海潮, 等. 腰椎峡部的解剖学研究. 中华骨科杂志, 2000, 20(9): 562−565.

23. Kumar MN, Jacquot F, Hall H. Long-term follow-up of functional outcomes and radiographic changes at adjacent levels following lumbar spine fusion for degenerative disc disease. Eur Spine J, 2001, 10(4): 309−313.

24. Zhong E, Zhao Q, Shi B, et al. The Morphology and Possible Clinical Significance of the Radiating Extraforaminal Ligaments at the L1−L5 Levels. Spine (Phila Pa 1976) 2017, 42: 1355−1361.

25. Susan Standring. GRAY'S Anatomy−The Anatomical Basis of Clinical Practice (41e). Elsevier, 2016.

26. Brumagne S, Lysene R, Swinnen S, et al. Effect of paraspinal muscle vibration on position sense of the

lumbosacral spine. Spine, 1999, 24(13): 1328−1331.

27. Zhong E, Zhao Q, Shi B, et al. The Morphology and Possible Clinical Significance of the Intraforaminal Ligaments in the Entrance Zones of the L1−L5 Levels. Pain Physician, 2018, 21(2):E157−E165.

28. Zhao Q, Zhang W, Su Z, et al. The Morphology and Clinical Significance of the Extraforaminal Ligaments at the T1−T12 Levels. Spine (Phila Pa 1976), 2018, 43(21):E1241−E1248.

29. Kumar MN, Baklanov A, Chopin D. Correlation between sagittal plane changes and adjacent segment degeneration following lumbar spine fusion. Eur Spine J, 2001, 10(4): 314−319.

30. Shi B, Li X, Li H, et al. The morphology and clinical significance of the dorsal meningovertebra ligaments in the lumbosacral epidural space. Spine (Phila Pa 1976), 2012, 37(18):E1093−E1098.

31. Zhao Q, Zhong E, Shi B, et al. The morphology and clinical significance of the intraforaminal ligaments at the L5−S1 levels. Spine J, 2016, 16(8):1001−1006.

32. Wiersbicki D, Völker A, Heyde CE, et al. Ligamental compartments and their relation to the passing spinal nerves are detectable with MRI inside the lumbar neural foramina. Eur Spine J, 2019, 28(8):1811−1820.

33. Silav G, Arslan M, Comert A, et al. Relationship of dorsal root ganglion to intervertebral foramen in lumbar region: an anatomical study and review of literature. J Neurosurg Sci, 2016, 60(3):339−344.

34. Aoki Y, Takahashi H, Nakajima A, et al. Prevalence of lumbar spondylolysis and spondylolisthesis in patients with degenerative spinal disease. Sci Rep, 2020, 10(1):6739.

35. Apaydin M, Uluc ME, Sezgin G. Lumbosacral transitional vertebra in the young men population with low back pain: anatomical considerations and degenerations (transitional vertebra types in the young men population with low back pain). Radiol Med, 2019, 124(5):375−381.

36. Yang M, Wang N, Xu X, et al. Facet joint parameters which may act as risk factors for chronic low back pain. J Orthop Surg Res, 2020,15(1):185.

37. Morishita Y, Masuda M, Maeda T, et al. Morphologic Evaluation of Lumbosacral Nerve Roots in the Vertebral Foramen: Measurement of Local Pressure of the Intervertebral Foramen. Clin Spine Surg, 2017, 30(6):E839−E844.

前路腰椎椎体间融合术的解剖要点

腹 壁

腹上壁为膈，下壁为盆膈，后壁为腰骶椎及其两侧的软组织，两侧壁及前壁则由3层阔肌及其浅、深方的软组织构成。腹壁在保护腹内脏器、维持腹压、固定脏器位置和呼吸、咳嗽、呕吐、排便等方面起重要作用。

腹盆腔（abdominopelvic cavity）是由位于后方的脊柱腰骶段、腹后壁肌（腰大肌、腰方肌和膈肌），前外侧的腹前外侧壁肌（腹直肌、腹横肌、腹内斜肌和腹外斜肌），下方的会阴和盆底肌，上方的膈肌以及假骨盆和真骨盆构成的骨性盆壁和体表的皮肤构成（图2.1）。

■ 腹前外侧壁

腹前外侧壁呈六边形，上边有肋缘和剑突，两侧边为腋中线，下边由髂嵴、耻骨和耻骨联合构成。它跨越腹部前部和外侧部，与腹后壁及椎旁组织相延续，形成了含有皮肤、浅筋膜、肌和结缔组织的柔韧组织层。腹前外侧壁可以维持腹壁的形态和腹压，辅助呼吸、排便、排尿、分娩等一些生理功能（图2.2）。

1. 皮肤 腹前外侧壁的浅层由皮肤、浅筋膜、淋巴管和血管、节段分布的神经组成。外

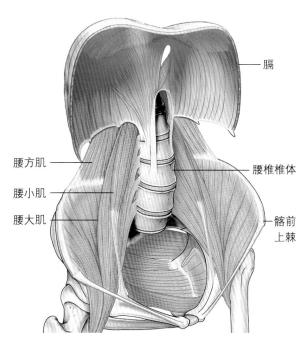

图2.1 构成腹盆腔的骨性结构和肌（移除前外侧壁肌）

标注：膈、腰方肌、腰小肌、腰大肌、腰椎椎体、髂前上棘

层由皮肤和浅筋膜组成。皮肤并无特别之处，体毛分布不恒定，取决于性别和种族。所有青春期后的个体在腹前壁下部皮肤上有一些阴毛，男性尤为显著，体毛分布呈三角形几乎伸展到脐上面。浅筋膜的厚度有很大变异，取决于性别和肥胖程度。

25

2. 筋膜

（1）浅筋膜（superficial fascia）：腹前壁浅筋膜位于皮肤和肌之间，通常被分为表层的脂肪层（Camper 筋膜）和深层的膜性层（Scarpa 筋膜）。事实上，浅筋膜有3层，膜性层的深面还有一层脂肪层。浅血管、淋巴管、神经分布于各层内。

（2）腹横筋膜（transversalis fascia）：腹横筋膜是位于腹横肌深面和腹膜外结缔组织之间的一层薄膜，是腹内筋膜的一部分。

（3）腹膜外结缔组织（extraperitioneal connective tissue）：腹膜外结缔组织位于腹膜和腹横筋膜之间，包含一些脂肪，这些脂肪在腹后壁肾周围尤为丰富，而在骨盆内则大部缺乏（图2.3）。

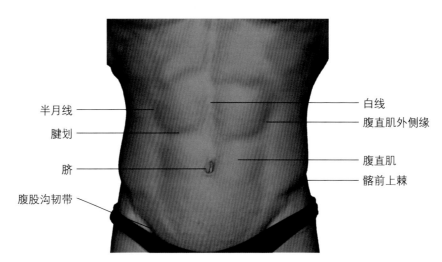

图2.2　腹部表面解剖

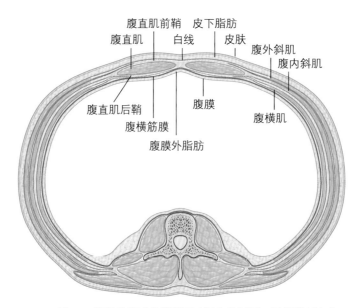

图2.3　腹前外侧壁的横断面（紧靠脐以下，弓状线以上）

3. 肌 腹直肌、锥状肌、腹外斜肌、腹内斜肌和腹横肌组成腹前外侧肌群（图2.4）。这些肌的主动收缩对维持腹壁张力具有重要的作用。当腹内正性压力产生时，腹壁更多地表现为保持腹壁的位置并使之固定，而不是直接产生压力，因为大部分腹壁是肌性的，腹前外侧肌群必须同步收缩以防止脏器的移位和腹内压力的丢失。斜肌从腱膜的前缘到腹直肌鞘，提供了主要的张力。

躯干抵抗阻力移动时或个体平卧时，则需要腹前外侧肌群的参与。腹直肌在这些运动中起着重要作用，可引起躯干的前屈。如果固定骨盆，则胸和腰可屈曲。胸廓固定，腹直肌的收缩可使骨盆上提和倾斜。一侧斜肌的收缩可使躯干抵抗重力而侧屈和旋转。

（1）腹直肌（rectus abdominis）：腹直肌是一对长条状肌，纵跨腹前壁全长。它在上腹部最宽，位于中线的两侧。左、右腹直肌被腹白线在中线分开。腹直肌肌纤维被3条称为腱划的纤维性横带相隔。第1条常位于脐平面，第2条对应剑突的游离末端，第3条则位于第1、2条之间。它们很少占肌肉全层厚度，往往仅达其一半。它们与腹直肌前鞘紧密结合。有的在脐下可见1~2条不完整的腱划。腱划是腹直肌发生时相邻2个肌节融合时形成的腱性痕迹（图2.5）。

在腹直肌发达的个体，腹直肌强烈收缩时可见中线两侧隆起的数个肌腹。

腹直肌主要由腹壁上、下动脉供血，以后者为主。从下3位肋间后动脉发出的小的终末支、肋下动脉、腰后动脉和旋髂深动脉可发出分支分布于腹直肌，特别是在其外侧缘和低位的附着点。这些分支与腹壁上动脉的外侧支形成吻合。腹直肌由下6或7位胸神经腹侧支的终末支支配，它也接受来自髂腹股沟神经分支的支配（图2.6）。

（2）锥状肌（pyramidal）：锥状肌位于腹直肌鞘内，是腹直肌下部前面的三角形肌。以腱性纤维起于耻骨前面，以及耻骨联合前面的韧带性纤维上。该肌向上则变小，常在脐和耻

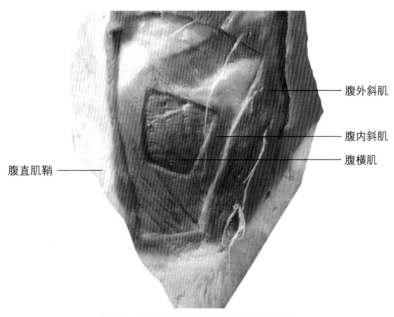

腹直肌鞘 ————

———— 腹外斜肌

———— 腹内斜肌

———— 腹横肌

图2.4 腹前外侧肌群（隋鸿锦教授赠）

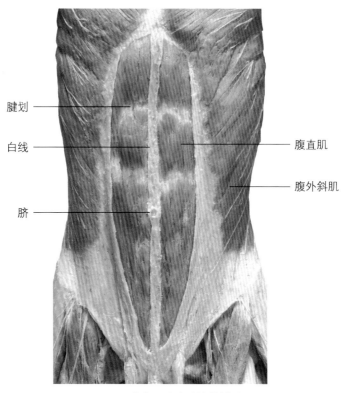

图2.5　腹直肌（隋鸿锦教授赠）

腱划

白线

脐

腹直肌

腹外斜肌

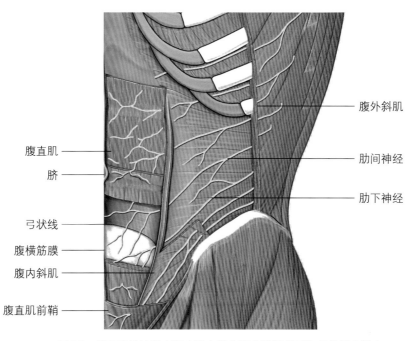

腹直肌

脐

弓状线

腹横筋膜

腹内斜肌

腹直肌前鞘

腹外斜肌

肋间神经

肋下神经

图2.6　腹直肌的神经支配（移去部分腹直肌鞘前层和部分腹直肌）

骨联合的中点以点状末端止于白线的两侧，但有时更高。该肌大小变化较多，可一侧较另一侧大，也可一侧或两侧缺如，甚至分为2块肌。

（3）腹外斜肌（external oblique）：腹外斜肌是腹前外侧壁3块扁肌中最大和最表浅的一块。它弯曲走行在腹外侧部和前部，附着于下8位肋骨的外面和下缘。其起点很快变为肌性，与前锯肌、背阔肌的下位起点沿一向下向后的斜线犬牙交错。上部肌束的起点和相应的肋软骨靠近，中部肌束的起点与其肋软骨有一定的距离，而最下部肌束则起于第12肋软骨尖。腹外斜肌的肌纤维向下方的止点走行时逐渐偏离。起于下2位肋的肌纤维，几乎垂直下降，止于髂嵴前半或更多地止于髂嵴前部的外唇。中间和上部的纤维向下向前，止于穿中线的腹前筋膜。肌和筋膜的结合点沿第9肋软骨到脐稍下平面走行呈垂直线。肌纤维很少下降而低于髂前上棘和脐的连线（图2.7）。腹外斜肌的后缘是游离的。

腹外斜肌腱膜在髂前上棘和耻骨结节之间的部分，其下缘游离缘形成腹股沟韧带。腹外斜肌腱膜深部的纤维最初并不与腹股沟韧带的长轴平行，它们以10°~20°角斜行至腹股沟韧带。一旦到达腹股沟韧带，纤维转向内侧，多数沿腹股沟韧带走行至耻骨结节。腱膜更深部的纤维向后内侧伸展，止于耻骨梳。腹外斜肌主要由下位肋间后动脉和肋下动脉的分支、旋髂深动脉供应，还有髂外小分支供应。腹外斜肌由下5支肋间神经的终末支和下6支胸神经的腹侧支分出的肋下神经支配。

（4）腹内斜肌（internal oblique）：腹内斜肌大部分位于腹外斜肌的深面，比腹外斜肌薄而小。它的纤维起于腹股沟韧带沟状上缘的外2/3，事实上，它起源于更深的结构——髂耻弓，髂耻弓是髂腰肌筋膜从髂前上棘到髋骨的髂耻支的一条厚带。向外，腹内斜肌也起于髂

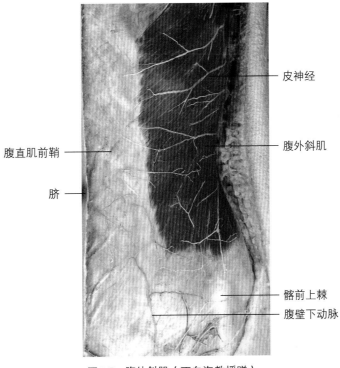

图2.7　腹外斜肌（丁自海教授赠）

皮神经

腹外斜肌

髂前上棘

腹壁下动脉

腹直肌前鞘

脐

嵴前半部中间线的前2/3，向后一些纤维附着于胸腰筋膜。起自髂部附着点后端的纤维向上外止于下3或4位肋下缘和肋软骨的下缘和尖端，在此处与肋间内肌相延续。最上部纤维形成一短的游离的上缘。附着髂前上棘的纤维是分散的，终止于前面从下而上逐渐变宽的腱膜。腱膜的最上部止于第7~9肋软骨（图2.8）。起于腹股沟韧带的纤维弓形向下，在男性于内侧跨过精索，而在女性则跨过子宫圆韧带。腹内斜肌逐渐变为腱性，与腹横肌腱膜相对应的部位融合，止于髂嵴和耻骨梳的内侧份，形成联合腱（conjoint tendon）。腹内斜肌主要由下位肋间后动脉和肋下动脉的分支、腹壁上动脉、腹壁下动脉、旋髂深动脉供应，还有一些小分支供应。由下5位肋间神经的终末支、下6位胸神经腹侧支分出的肋下神经，以及从第1腰神经腹侧支来的髂腹下神经和髂腹股沟神经的小分支支配。腹内斜肌可维持腹部形态、增加腹内压和使躯干抵抗重力侧屈。

（5）腹横肌（transverses abdominis）：腹横肌是腹前外侧肌群中最内层的肌。它起于腹股沟韧带的外1/3及相邻的髂筋膜，髂嵴腹侧前2/3的内侧唇，髂嵴和第12肋之间的胸腰筋膜，以及下6位肋软骨面的内侧，肋面的附着点与膈肌的起点相交错。该肌以位于前面的腱膜结束（图2.9）。其下部纤维和腹内斜肌腱膜一起弓形向下内，构成联合腱，止于髂嵴和耻骨梳。腹横肌肋上部和髂前部的纤维较短，胸腰部的纤维最长。在剑突附近，腹横肌肌性部分从腹直肌的后方延伸到腹直肌后鞘。在腹直肌的外侧缘，即腱膜开始的地方，起初弓形向下外方，在脐平面离腹直肌鞘的外侧缘最远处，再弓形向下内到达腹股沟浅环。

偶尔腹直肌下部和腹内斜肌、腹横肌的腱性部分可缺如。有的腹内斜肌和腹横肌可融合，很少数也会出现腹横肌缺如。腹横肌由下

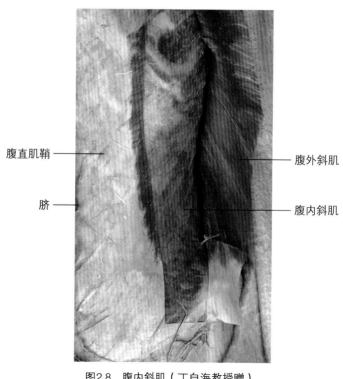

图2.8　腹内斜肌（丁自海教授赠）

腹直肌鞘

脐

腹外斜肌

腹内斜肌

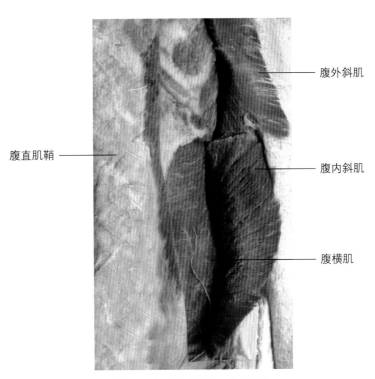

腹外斜肌

腹内斜肌

腹直肌鞘

腹横肌

图2.9　腹横肌（丁自海教授赠）

位肋间后动脉和肋下动脉，腹壁上动脉，腹壁下动脉，旋髂浅、深动脉和腰后动脉供应。腹横肌由下5支肋间神经的终末支、肋下神经、髂腹下神经和髂腹股沟神经支配。它们来自下6支胸神经和第1腰神经的腹侧支。

（6）腹直肌鞘（rectus sheath）：为包裹两侧腹直肌的纤维鞘，分为腹直肌前鞘和腹直肌后鞘。腹直肌前鞘延伸覆盖于腹直肌的全长，并与肌附着点的骨膜和腱划相融合。腹直肌后鞘的上2/3是完整的，位于脐和耻骨之间的部分缺如。腹直肌后鞘的终点逐渐消失，有的会突然消失，标志是1条清晰可见的弯曲弧线，称为弓状线。在弓状线以下，腹直肌后面仅覆盖腹横筋膜和腹膜外结缔组织。

腹直肌鞘由来自腹外斜肌、腹内斜肌和腹横肌的腱膜构成。每个腱膜都有2层。所有3块

肌的前层纤维斜向上行，而后层则斜向下行，与前层成直角交叉。在弓状线之上，腹直肌前鞘由腹外斜肌腱膜的前后层和腹内斜肌腱膜的前层构成，并融合在一起。腹直肌后鞘由腹内斜肌腱膜后层和腹横肌腱膜的前后层构成（图2.10）。这样，腹直肌前后鞘都由3层纤维构成，中间层则呈直角与另外2层相交。每层纤维交叉到鞘的对侧，与对侧肌的腱膜形成连续的腱膜。纤维也可前、后交叉，即从前鞘交叉到后鞘。此交叉形成一致密的纤维线，称为腹白线。腹外斜肌、腹内斜肌和腹横肌被认为是有3个肌腹、1个腹白线形式的中心腱的肌群。在外科手术中，因这些交叉的纤维斜行成直角交叉，可被用来辨别中线。在弓状线水平以下，斜肌和腹横肌的所有的3层腱膜逐渐变成腹直肌前鞘（图2.11）。

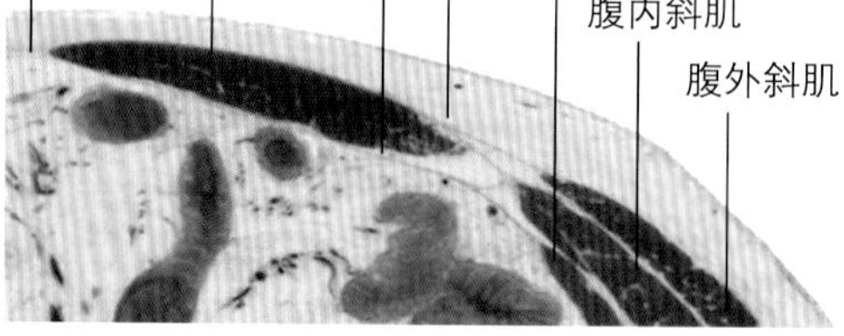

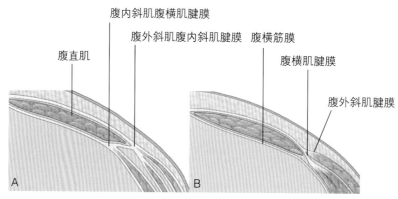

白线　腹直肌　腹直肌后鞘　腹直肌前鞘　腹横肌　腹内斜肌　腹外斜肌

图2.10　腹直肌鞘的构成（弓状线以上）

腹内斜肌腹横肌腱膜

腹外斜肌腹内斜肌腱膜　腹横筋膜

腹直肌　腹横肌腱膜

腹外斜肌腱膜

A　　　　B

图2.11　腹直肌鞘的构成模式图
A. 弓状线以上。B. 弓状线以下

（7）腹白线（linea alba）：是从剑突到耻骨联合和耻骨嵴的腱性缝。位于两侧腹直肌之间，由腹外斜肌、腹内斜肌和腹横肌的腱膜纤维交叉形成。白线下端有2个止点：浅部纤维止于耻骨联合，深部纤维则形成三角形纤维层，在腹直肌的后方止于两侧耻骨嵴的后表面（白线支座）。阴茎的吊带状韧带和锥状肌都附着在白线的耻骨弓上部。瘦而肌发达的人可在腹前壁见一浅沟（见图2.5）。

脐（umnilical）是一个纤维瘢痕，位于腹白线中点的稍下方，其表面覆盖着与其黏着的皮区。它由皮肤、1个纤维层（肝圆韧带、脐正中韧带和2个脐内侧韧带融合的区域）和腹横筋膜构成，当人体平躺时，脐水平面向后的投影位于第3、4腰椎之间（见图2.5）。

■ 腹后壁

腹后壁没有统一的定义，它代表腹膜后隙的后边界。它与腹前壁和腹侧壁相同，由几层构成（皮肤、浅筋膜、肌、腹膜外脂肪/筋膜和腹膜壁层）。脊柱和椎旁肌都是腹后壁的一部分，但是通常不被包括在内。腹后壁向上与膈肌附着点后的胸后壁相连续，向下延续为骨盆后壁，向外延续为腹前外侧壁。腹后壁大多数肌是下肢或脊柱功能的一部分。下面仅针对手术相关的肌进行描述（图2.12）。

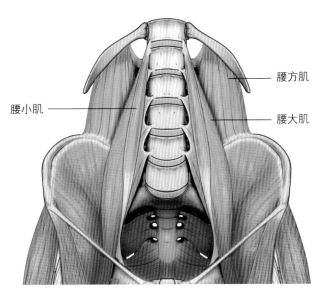

腰小肌 —

腰方肌

腰大肌

图2.12　腹后壁肌（部分）

1. 腰方肌（quadrates lumborum） 腰方肌是一不规则的四方形肌，它的下方以腱性纤维连于髂腰韧带，距离髂嵴5~7 cm，连于上4位腰椎的横突尖。上方连于第12肋下缘的内侧半，有时也附着于第12胸椎外侧面和上位4个腰椎的横突。前面毗邻结肠（右侧是升结肠，左侧是降结肠）、肾、腰大肌、腰小肌和膈肌。肌筋膜的前面是肋下神经、髂腹下神经、髂腹股沟神经。腰方肌由腰动脉肌支、髂腰动脉肌支和肋下动脉的分支供应。腰方肌由第12对胸神经和上3~4支腰神经的前支支配。腰方肌可起到固定第12肋骨的作用，协助稳定膈的下附着点，作用类似于吸气肌，起到辅助吸气的作用。

2. 腰大肌（psoas major） 腰大肌位于腰椎两侧和骨盆缘。其近端附着点包括所有腰椎横突的前面和下缘。腰大肌有5个指状突起，每个均起自相邻的2个腰椎椎体及椎间盘。最高起点在第12胸椎椎体下缘和第1腰椎上缘及椎间盘。最低起点在第4和第5腰椎体相邻的边缘及椎间盘。一系列腱弓延伸越过上述指状突起与

腰椎椎体围成的狭窄区域，腰动、静脉和交感干丛分支走行于腱弓的内侧。腰大肌沿骨盆缘下降，走行于腹股沟韧带的后方，髋关节囊前方，纤维汇聚成肌腱并与其外侧几乎所有的髂肌纤维一起走行，附着于股骨小转子。腰大肌上界的后部为正对后纵隔最下部的膈肌。在腹部，其前外侧面与内侧的弓状韧带、腹膜外组织和腹膜、肾、腰小肌、肾血管、输尿管、睾丸或卵巢血管和生殖股神经等毗邻。在前部，右侧腰大肌位于下腔静脉的后面，回肠末端横跨其表面，而左侧腰大肌被结肠横跨。其后面与腰椎横突和腰方肌内侧相邻。腰丛在后部进入腰大肌内，在腰大肌内侧与腰椎椎体和腰血管相邻。其前内侧缘与交感干、主动脉淋巴结相邻，骨盆缘与髂外动脉相邻。在右侧，内侧缘有下腔静脉覆盖；在左侧，其内侧缘位于腹主动脉的后外侧。在股部，髂腰肌在前方与阔筋膜张肌和股动脉相邻，在后方与髋关节囊相邻，二者被滑液囊隔开。其内侧缘，与耻骨肌和旋股内侧动脉紧邻，与股静脉稍微重叠。其

外侧缘与股神经、髂肌相邻。股神经首先经过腰大肌纤维下行，后行于腰大肌和髂肌之间形成的沟内。腰丛分支行于腰大肌腹侧。在其外侧缘，从上到下依次为髂腹下神经、髂腹股沟神经、股外侧皮神经和股神经。其前外侧面有生殖股神经穿出。其内侧缘有闭孔神经、副闭孔神经和腰骶干上根穿出。腰大肌的血供来自腰动脉、髂腰动脉、闭孔动脉、髂外动脉和股动脉形成的动脉网。总体上，肌上段血供来自腰动脉，中段来自髂腰动脉前支（主要动脉）、旋髂深动脉及髂外动脉，远段来自股动

脉分支。腰大肌主要由腰神经前支（L1、L2及部分L3）支配。

3. 腰小肌（psoas minor） 腰小肌有的缺失。当其存在时，位于腰大肌前方，其近端后部是腰大肌的前面或前内面。起自第12胸椎椎体、第1腰椎椎体侧方及椎间盘，以一扁长肌腱附着于耻骨梳、髂耻支及外侧髂筋膜。腰小肌的血供主要来自腰动脉，供应腰大肌的动脉网为腰小肌少量供血。腰小肌的神经支配来自第1腰神经的分支。

血管及淋巴

■ 下腹壁动脉

1. 腹壁浅动脉（superficial epigastric artery） 腹壁浅动脉在腹股沟韧带下方1cm处自股动脉发出，穿出筋膜后至腹股沟韧带前方，在皮下组织内潜行至脐周。主要营养腹股沟区皮肤、浅筋膜及浅淋巴结，与同侧腹壁下动脉和对侧腹壁浅动脉有吻合，有同名静脉伴行（图2.13）。

2. 腹壁下动脉（inferior epigastric artery） 腹壁下动脉起自邻近腹股沟韧带的髂外动脉，通常有2条静脉伴行（图2.13）。它在腹膜外组织内弯曲向前，沿腹股沟管深环内侧缘斜行向上，穿过腹横筋膜，在弓状线的前方进入腹直肌鞘。外科手术损伤该动脉可能会导致血肿。

腹壁下动脉的分支与腹直肌鞘内腹直肌后的腹壁上动脉的分支在脐水平吻合。其他分支在腹直肌鞘的侧面与肋间后动脉、肋下动脉、腰动脉的终末支相吻合。腹壁上动脉和腹壁下

动脉是胸主动脉或腹主动脉供血不足时，胸内动脉和髂外动脉之间存在潜在侧支循环的重要动脉来源（图2.14）。

■ 腹主动脉

腹主动脉（abdominal aorta）又称主动脉腹部，起于膈肌的主动脉裂孔，为胸主动脉的延续。在第12胸椎下缘前方略偏左，经膈的主动脉裂孔进入腹膜后隙，沿脊柱的左前方下行，至第4腰椎下缘水平分为左、右髂总动脉。腹主动脉全长14~15 cm，直径2.9~3.0 cm（图2.15）。

腹主动脉右侧与下腔静脉、乳糜池、胸导管、奇静脉、右膈脚相邻。左侧与左膈脚和腹腔左神经节相邻。后方有第12胸椎、上4个腰椎椎体和椎间盘、前纵韧带。腰动脉从腹主动脉背侧发出，第2~4左腰静脉横行经腹主动脉后面到达下腔静脉。腹主动脉可覆盖左腰大肌的内侧。腹主动脉周围还有腰淋巴结、腹腔淋巴结和神经丛等。

腹主动脉分支分为前支、外侧支和背侧支。前支（不成对）和外侧支（成对）分布到腹部脏器，背侧支供应体壁、脊柱、椎管及其内容物。腹主动脉终末支是左、右髂总动脉。

前支主要包括腹腔干、肠系膜上动脉和肠系膜下动脉。外侧支主要包括肾上腺动脉、肾动脉和性腺动脉。背侧支主要包括膈下动脉、腰动脉和骶正中动脉。本文将详细介绍背侧支。

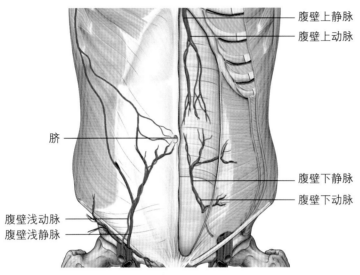

图2.13　腹壁下动脉和静脉分布模式图

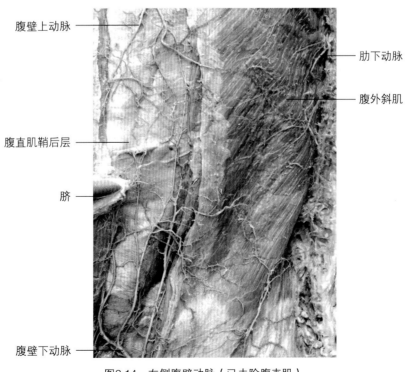

图2.14　左侧腹壁动脉（已去除腹直肌）

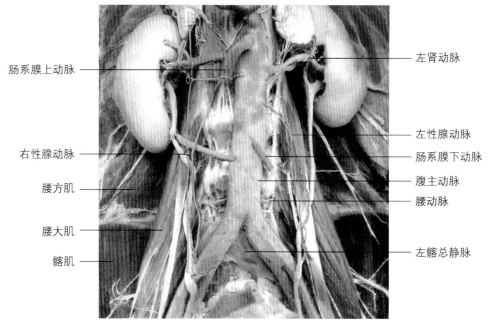

左肾动脉

肠系膜上动脉

右性腺动脉

腰方肌

腰大肌

髂肌

左性腺动脉

肠系膜下动脉

腹主动脉

腰动脉

左髂总静脉

图2.15　腹主动脉及其分支（肾动脉起始有变异）

1. 膈下动脉（inferior phrenic artery）　膈下动脉在腹主动脉裂孔处，由腹主动脉的起始处发出，有时可借一共同的干直接从腹腔干或肾动脉发出，分支供应膈肌。其靠近肾上腺的内侧上行，在外侧走在膈脚的前方，分为升支和降支。

2. 腰动脉（lumbar artery）　腰动脉从腹主动脉后壁发出，常有4对（86.7%），与腰椎相对应（图2.16）。偶尔从骶正中动脉发出第5对腰动脉（10%），但常被髂腰动脉所代替。其分别经第1~4腰椎椎体中部的前面或侧面向外（右侧腰动脉行于下腔静脉和交感干的后方），与腰静脉伴行，经腰大肌和腰丛的后方到腰椎横突之间，然后穿过腰方肌。上3对腰动脉位于腰方肌的后方，第4腰动脉常在腰方肌的前方，并继续向后进入腹壁。由于腰动脉紧贴腰椎椎体横行，当行腰椎前路手术时注意保护腰动脉，防止出血。右第1~2腰动脉和

左第1腰动脉分别位于相应膈脚的后方，在椎间孔附近腰动脉分为脊支和背侧支。脊支发出中央后支、神经根支和板前支进入椎间孔。背侧支发出后支和外侧支，后支营养背部肌、关节和背部皮肤，外侧支营养腹后壁的软组织。Adamkiewicz动脉常源于左侧上腰动脉，手术时损伤该血管可引起脊髓梗死。

3. 骶正中动脉（median sacral artery）　骶正中动脉是腹主动脉较小的分支，从腹主动脉后方，分叉的稍上方（0.2~0.3 cm）发出。走行在第4~5腰椎及骶椎和尾椎的前方。在第5腰椎水平被髂总静脉越过。常发出较小的腰动脉（即腰最小动脉）。在第5腰椎的前方，骶正中动脉与髂腰动脉的腰支吻合。在骶骨的前方与骶外侧吻合并发出分支进入骶前孔。行腰骶部前路手术时，应防止损伤骶正中动脉，否则出血不易控制（图2.17）。

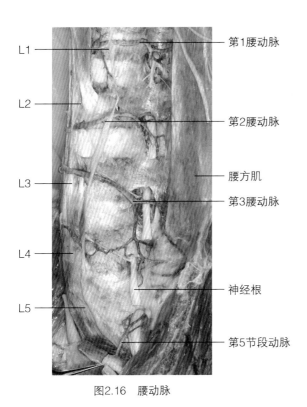

第1腰动脉
第2腰动脉
腰方肌
第3腰动脉
神经根
第5节段动脉

L1
L2
L3
L4
L5

图2.16　腰动脉

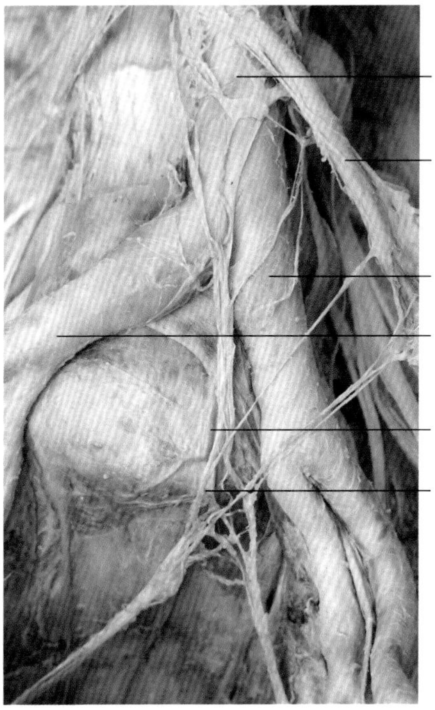

腹主动脉
肠系膜下动脉
左髂总动脉
右髂总动脉
骶正中动脉
上腹下丛

图2.17　骶正中动脉

下腔静脉

下腔静脉（inferior rena cara）将膈肌以下结构的静脉血输送回右心房。下腔静脉直径约30 mm；它的横截面形状和口径反映血液充盈的程度。下腔静脉的主要行径在腹部，有一段位于胸部纤维性心包内。下腔静脉由左、右髂总静脉在第5腰椎椎体的前方会合而成。在脊柱的前方、主动脉的右侧上行，被包在肝后面的深沟内或位于肝组织形成的条带状深沟内。下腔静脉在肝的中、右叶之间穿过膈的中心腱，经浆膜性心包反折部进入纤维性心包，开口于右心房的后下部。下腔静脉的腹部段缺乏瓣膜。

下腔静脉位于腹后壁的腹膜后面，十二指肠水平部以下被腹膜覆盖。腰椎椎体及它们之间的椎间盘、前纵韧带、右侧的腰大肌、右交感干和右侧腰动脉在下腔静脉的背侧。下腔静

脉的右侧有右输尿管、十二指肠降部、右肾内侧缘、肝右叶。在其左侧有主动脉（图2.18）。

下腔静脉在行程中接受起始部的髂总静脉、腰静脉、右睾丸或卵巢静脉、肾静脉、肾上腺静脉、膈下静脉、生殖腺静脉和肝静脉。

1. 腰静脉（lumbar veins）　4 对腰静脉由腹背两条属支合成，与同名动脉伴行，腰静脉收集腰动脉供应区域的血液。腰静脉在相应椎体中间沟内走行，向内经交感干后方汇入下腔静脉或左肾静脉。腰静脉在中间沟内位于腰动脉上方占68.3%，位于下方占15%，与腰动脉交叉走行的占16.7%。腰静脉出现数目变异也很大，可为3对（占44%）、2对（占10%）或4对（占46%）。腰静脉也与腰升静脉、椎管内静脉丛相通，提供静脉回流的间接途径。第1腰静脉并不常直接汇入下腔静脉，而是向下汇入第2腰静脉或终止于腰升静脉；第2腰静脉在肾静脉平面或稍下方注入下腔静脉或腰升静脉，

左侧者有的注入左肾静脉；第3、4腰静脉在相应椎体的侧面汇入下腔静脉，左腰静脉经过腹主动脉的后方，行程较长。第1~2腰静脉变异较多，可汇入下腔静脉、腰升静脉或奇静脉。髂腰静脉（iliolumbar vein）相当于第5腰静脉（图2.19~2.21）。

腰静脉管壁薄而脆，紧贴骨面，且变异较多。对于大多数手术，腰动、静脉不需常规暴露和分离。手术中如被撕裂，不宜用止血钳或丝线结扎，以免牵拉扩大裂口，甚至损伤下腔静脉，造成难以控制的出血。

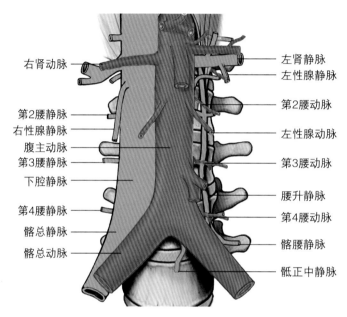

图2.18　下腔静脉及其与腹主动脉的关系

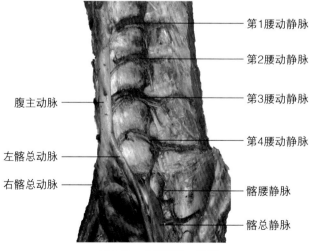

图2.19　左侧腰动、静脉

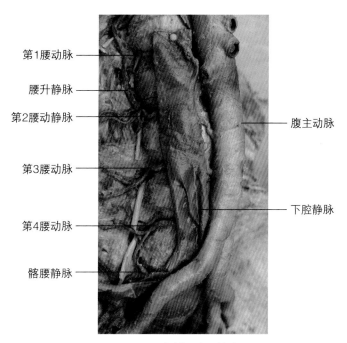

第1腰动脉

腰升静脉

第2腰动静脉

第3腰动脉

第4腰动脉

髂腰静脉

腹主动脉

下腔静脉

图2.20　右侧腰动、静脉

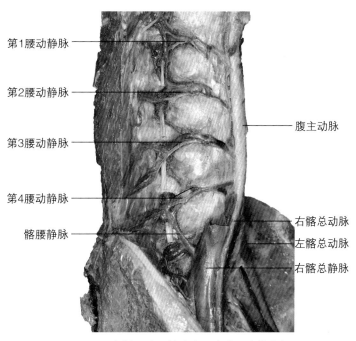

第1腰动静脉

第2腰动静脉

第3腰动静脉

第4腰动静脉

髂腰静脉

腹主动脉

右髂总动脉
左髂总动脉
右髂总静脉

图2.21　右侧腰动、静脉（已去除下腔静脉）

2. 腰升静脉（ascending lumbar vein） 腰升静脉成对，为一细的静脉吻合干，位于腰大肌后面、腰椎体的后外侧、横突和椎间孔的前外侧，与同侧髂总静脉、髂腰静脉和腰静脉相连。腰升静脉行程连接变异很大，偶尔会整段或部分静脉缺如。在右侧连接肋下静脉形成奇静脉，左侧则形成半奇静脉。奇静脉和半奇静脉向上跨过第12胸椎椎体，走向深处或穿过左、右膈脚，进入胸腔。腰升静脉通常由一支小静脉并入，即腰奇静脉，来自下腔静脉或左肾静脉的背侧。有的腰升静脉止于第1腰静脉，然后在第1腰椎水平并入腰奇静脉（图2.22）。

3. 性腺静脉（gonadal vein） 右侧睾丸（卵巢）静脉在右肾静脉下方2 cm，于右前外侧以锐角汇入下腔静脉；有的汇入右肾静脉。左侧睾丸（卵巢）静脉以直角汇入左肾静脉。

4. 肾静脉（renal vein） 肾静脉是大管径的静脉，位于肾动脉的前方，几乎成直角汇入下腔静脉。左肾静脉的长度是右肾静脉的3倍。左肾静脉位于腹后壁胰体的后方。在下腔静脉开口附近，位于主动脉的前方，肠系膜上动脉正位于其上方。有的右肾静脉和左肾静脉在主动脉后方。右肾静脉位于十二指肠降部的后方，有的位于胰头外侧的后方。

5. 肾上腺静脉（suprarenal vein） 大多数情况下，单支静脉引流每个肾上腺。右侧肾上腺静脉较短，在第12胸椎水平直接汇入下腔静脉；左侧肾上腺静脉较长，通常汇入左肾静脉，可接收左膈下静脉的血流。

6. 膈下静脉（inferior phrenic artery） 膈下静脉从膈肌发出后通常从下腔静脉的后外侧注入下腔静脉。左膈下静脉走行在食管裂孔的左侧，而右膈下静脉在下腔静脉的裂孔右侧走行。

■ 淋巴引流

腹壁皮肤和皮下组织的淋巴通过小孔径浅表淋巴管汇入腋窝和腹股沟的淋巴结。中线和脐水平面形成这些引流区域的形式多变的引流边界。体壁深层、腹壁和盆腔脏器的淋巴汇入乳糜池和胸导管。腹壁淋巴通过同侧的腹膜后淋巴结汇入，集中在髂外血管、髂总血管、主动脉的外侧和下腔静脉。脏器淋巴引流区域有相当大的重叠。成对的腹膜后脏器的淋巴在相应动脉血管起源处汇入主动脉旁淋巴结。性腺淋巴汇入腹主动脉旁淋巴结和下腔静脉旁淋巴结（接近第2腰椎水平）（图2.23）。

1. 乳糜池和腹部淋巴干 乳糜池（cisterna chyli）为胸导管的起始膨大处，通常位于第1或第2腰椎椎体的前方，腹主动脉右侧，右膈

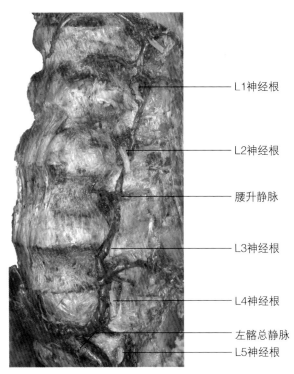

L1神经根
L2神经根
腰升静脉
L3神经根
L4神经根
左髂总静脉
L5神经根

图2.22 左侧腰升静脉

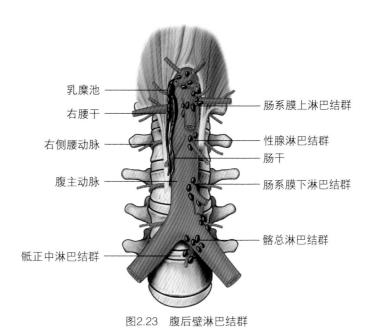

图2.23 腹后壁淋巴结群

脚的后方，可能位于更高椎体水平，由左、右腰干和肠干汇成（图2.24）。乳糜池几乎接收所有来自膈下的淋巴。乳糜池是一个梭形囊状膨大，宽1 cm、长2 cm。乳糜池的形成变异较多，我国人有乳糜池者约占45.45%，缺如者约占54.55%。

在胸腰椎前路手术时有可能损伤乳糜池或腰干，损伤后由于淋巴漏出，此时在手术创面有不明来源的液体流出，出现乳糜性腹水。临床上遇到这种情况时常需要排除是否损伤了输尿管或者肾脏，是否为尿液漏出。鉴别办法是抽取液体化验，如果漏出的液体肌酐含量很高则说明是尿液，提示寻找肾输尿管是否有损伤，如果肌酐阴性或极少量则多为淋巴。

2. 腹膜后淋巴结群　在经典的解剖描述中，腹主动脉旁腹膜后的淋巴结分为主动脉前淋巴结群、主动脉旁淋巴结群和主动脉后淋巴结群。可是，邻近的淋巴结组融入另一个组并没有明确界定的边界。正常的淋巴结大小变异

很大。横断面影像经常使用10 mm作为成年人淋巴结大小的上限近似测量，一些正常的腹膜后淋巴结实际上更大。

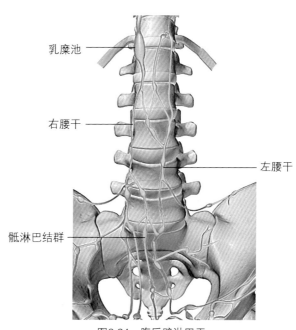

图2.24 腹后壁淋巴干

3. 主动脉前淋巴结群　主动脉前淋巴结引流胃肠脏器，包括胰、肝和脾。这些淋巴结在主动脉前的不成对脏器前聚集，可以被分为腹腔淋巴结、肠系膜上淋巴结和肠系膜下淋巴结。这些淋巴结引流出的淋巴进入肠道淋巴干。

4. 腹腔淋巴结群　包括来自胃、脾门、肝门、胆囊管、小网膜、胰周的淋巴结和十二指肠淋巴结。它们也接收肠系膜上淋巴结和肠系膜下淋巴结的淋巴。输出淋巴注入肠道淋巴干。

5. 肠系膜上淋巴结群　肠系膜上淋巴结与腹腔淋巴结的引流区域部分重叠，包括胰周、胰十二指肠、门腔静脉、小肠肠系膜、回结肠、结肠系膜和肠系膜上淋巴结。输出的淋巴直接流入肠道淋巴干或通过腹腔淋巴结回流。

6. 肠系膜下淋巴结群　肠系膜下淋巴结收集来自肠的淋巴，包括远端横结肠、降结肠和乙状结肠、直肠（包括直肠上淋巴结、直肠系膜和骶骨前淋巴结）。

7. 主动脉旁淋巴结群　主动脉旁淋巴结位于腹主动脉和下腔静脉的任意一边，腰大肌、膈脚和交感干的前面。淋巴结组的组成包括膈后脚淋巴结、左肾门或右肾门淋巴结、主动脉腔静脉淋巴结、腔静脉旁淋巴结、腔静脉后淋巴结和腔静脉前淋巴结。主动脉后淋巴结也是主动脉旁淋巴结，有时包括在主动脉旁淋巴结组内。主动脉旁淋巴结排入成对的腰淋巴干，直接或间接流入乳糜池或胸导管。右侧睾丸的淋巴引流是通过与性腺血管伴行的淋巴在第2腰椎水平流入右侧腹主动脉旁淋巴结和主动脉腔静脉淋巴结，而左侧睾丸在肾静脉的下方流入左侧腹主动脉后淋巴结。

8. 髂淋巴结群　髂淋巴结分布在髂总、髂内外血管周围。包括髂总淋巴结、髂外淋巴结、髂内淋巴结、旋髂淋巴结和闭孔淋巴结。闭孔淋巴结位于闭孔附近，是前列腺癌淋巴结转移的一个常见部位。盆腔侧壁淋巴结与髂骨相邻，与大动脉或大静脉关系不密切。

神　经

腹后壁有腰丛的起点和数目众多的自主神经丛及神经节，位于腹主动脉及其分支附近（图2.25）。

■ 腰丛

腰神经根从相应的椎间孔上份穿出，沿着下位椎弓根外表面下行，在腰椎前外侧方向横过横突间韧带，在腰大肌后内侧组成腰丛（lumbar plexus），包括第12胸神经前支的一部分、第1~3腰神经前支和第4腰神经前支的一部分。腰丛在腰椎椎体侧方的组成具有一定的

规律性，即从第2~4腰神经，每个节段的腰椎对应的神经中，腰神经的排列为下位的神经根位于内侧，而上位的神经根位于外侧（图2.26，2.27）。

腰丛最常见的分布如下：第1腰神经（L1）前支并入胸12前支的一个分支，这些分支参与形成髂腹下神经和髂腹股沟神经，在腹后壁外侧走行。L1前支的分支联合L2前支形成生殖股神经。L2剩余部分，L3、4前支的一部分联合成丛，分为前股和后股，前股构成闭孔神经，后股形成股神经。L4剩余部分加入L5前支形成腰

骶干，向下加入骶丛。L2、3前支较小的分支互相联合构成股外侧皮神经。L3、4前支构成副闭孔神经（见图2.25，表2.1）。腰丛由供应腰大肌的腰血管分支供血。

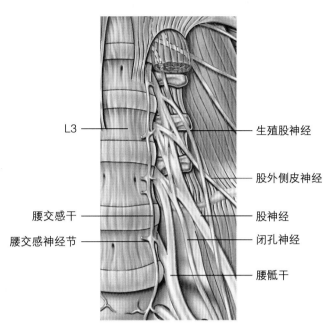

图2.25 腰骶丛和自主神经模式图（左侧）

左侧标注（自上而下）：L3、腰交感干、腰交感神经节

右侧标注（自上而下）：生殖股神经、股外侧皮神经、股神经、闭孔神经、腰骶干

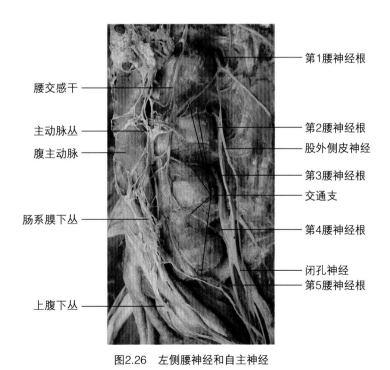

图2.26 左侧腰神经和自主神经

左侧标注（自上而下）：腰交感干、主动脉丛、腹主动脉、肠系膜下丛、上腹下丛

右侧标注（自上而下）：第1腰神经根、第2腰神经根、股外侧皮神经、第3腰神经根、交通支、第4腰神经根、闭孔神经、第5腰神经根

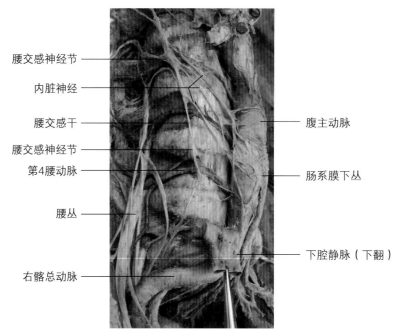

图2.27　右侧腰神经和自主神经

腰交感神经节
内脏神经
腰交感干
腰交感神经节
第4腰动脉
腰丛
右髂总动脉

腹主动脉
肠系膜下丛
下腔静脉（下翻）

表2.1　腰丛分支及其来源

分支	来源
肌支	T12，L1~4
髂腹下神经	L1
髂腹股沟神经	L1
生殖股神经	L1~L2
股外侧皮神经	L2~L3
股神经	L2~4 后股
闭孔神经	L2~4 前股
副闭孔神经	L3~4

1. 肌支　腰神经根发出小的分支支配邻近的腰大肌和腰方肌。

2. 髂腹下神经（iliohypogastric nerve）　髂腹下神经通常起源于L1前支，但也有全部或部分源于T12前支。它从腰大肌的外侧缘上份穿出，斜穿过肾下极后方，走行在腰方肌的前方。在髂嵴上方进入腹横肌后份，在腹横肌和腹内斜肌之间走行。

3. 髂腹股沟神经（ilioinguinal nerve）　髂腹股沟神经通常起源于L1前支，有时接收T12或L2的分支。它从腰大肌的外侧缘发出。髂腹股沟神经发出肌支支配腹横肌和腹内斜肌，发出感觉支纤维到腹横肌和腹内斜肌；支配股内侧皮肤、阴茎根部上方和阴囊上份的皮肤，在女性则分布于阴阜和大阴唇附近的皮肤。

4. 生殖股神经（genitofemoral nerve）　生殖股神经起于L1、2前支，在第3或第4腰椎水平沿腰大肌内侧缘穿出，在该肌浅面下降。斜经输尿管的后方，在腹股沟韧带上方分出生殖支和股支。也常在起始不久就分支，分别穿出腰大肌。生殖支穿过髂外动脉下部，经腹股沟管深环进入腹股沟管，与精索（或子宫圆韧带）伴行。从腹股沟浅环穿出，通常在精索背部支配提睾肌和阴囊的皮肤。在女性则与子宫圆韧带伴行，终止于阴阜和大阴唇的皮肤。股支沿髂外动脉外侧下行，并发出几条细支围绕血管，然后越过旋髂深动脉，经腹股沟韧带的深面，在股动脉和股鞘的外侧，穿出股鞘的前壁和阔筋膜，分布于股三角上部前面的皮肤。它连接股中间皮神经和股外侧皮神经。

5. 股神经（femoral nerve） 股神经是腰丛中最大的神经，沿腰大肌下行，在腹股沟韧带上4 cm处，腰大肌下部的外侧缘穿出，于腰大肌和髂肌之间的髂筋膜深面走行，经腹股沟韧带后方进入股部。

6. 股外侧皮神经（lateral femoral cutaneous nerve） 股外侧皮神经通常源于L2或（和）L3前支，自腰大肌外缘走出，斜越髂肌表面，达髂前上棘内侧，经腹股沟韧带深面至大腿外侧部的皮肤（见图2.25，2.26）。它在髂窝发出感觉支支配壁腹膜。在右侧，神经穿行在盲肠的后外侧，通过髂筋膜与腹膜分开。左侧神经走行在降结肠的下部。

7. 闭孔神经（obturator nerve） 闭孔神经在腰大肌实质内下行，在第5腰椎附近腰大肌的后外侧穿出。它走行在髂总血管的后方和髂内血管的外侧（见图2.26）。在盆腔的外侧壁，闭孔内肌筋膜表面下行，经闭孔进入股部前位于闭孔血管的前上方。它在腹部和盆壁没有分支。

8. 副闭孔神经 副闭孔神经多出现在左侧。它通常是由L3或L4前支形成。它从腰大肌的内侧缘穿出，在耻骨肌后方耻骨上支后表面，发出分支支配耻骨肌和髋关节，可加入闭孔神经前支。

■ 自主神经系统

前路腰椎椎体间融合手术过程中对腰段自主神经的损伤被认为是较为常见的并发症。在脊柱外科，常因损伤到自主神经系统，出现一系列相应的症状，例如男性患者出现逆行性射精，同侧下肢血管舒张、无汗、感觉异常和肢体肿胀。因此了解自主神经低级中枢和内脏周围神经的形态、分布，对于减少术中损伤自主神经是有益的。

自主神经系统（autonomic nervous system）为神经系统的内脏成分，由位于中枢神经系统和周围神经系统中与内脏环境的调控有关的神经元组成，可分为交感神经、副交感神经和肠神经。自主神经系统由支配腺体、心肌和平滑肌的神经元构成，主要参与机体内环境的调节。交感神经和副交感神经的低级中枢在脊髓内的位置不一样，交感神经的低级中枢位于T1~L3脊髓节段外侧柱，副交感神经的低级中枢位于S2~S4脊髓节段的外侧柱。通过它们可完成简单的反射活动，如排尿、排便、血管舒缩、出汗及立毛等功能。脊髓自主神经的活动受脑干的调控，故可认为脑干为自主神经的较高级中枢。脑干，特别是延髓，是自主神经的主要反射中枢。其兴奋处于不平衡状态，当交感神经中枢兴奋性升高时，副交感神经中枢的兴奋性即被抑制，反之亦然（图2.28，2.29）。

交感神经

交感神经（sympathetic nerve）的节前纤维起源于脊髓胸腰节段的外侧柱。支配血管收缩、毛发竖立和汗腺分泌的低级中枢位于胸腰节段的各节，管理瞳孔开大和心跳加快的低级中枢位于C8脊髓节段和T1、2脊髓节段，控制腹腔内脏活动的低级中枢位于T4~L2脊髓节段之间。

1. 交感神经周围部 由交感干、交感神经节以及由交感神经节发出的分支和交感神经丛等组成。根据所处的位置，又可将交感神经节分为椎旁节和椎前节两大类。

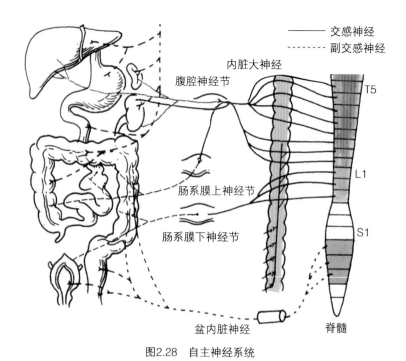

图2.28　自主神经系统

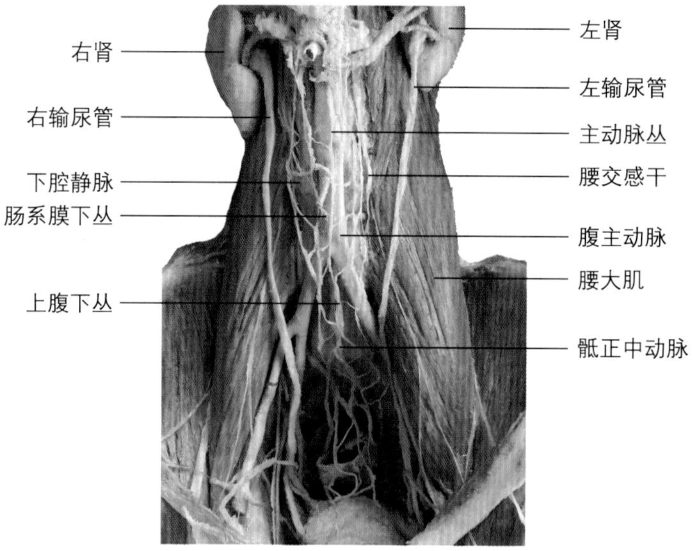

图2.29　腹腔自主神经系统（隋鸿锦教授赠）

（1）腰交感干（lumbar sympathetic trunk）：腰交感干是胸交感干的延续，它沿着腰椎椎体的前外侧缘向下走行。腰交感干内侧发出的神经分别加入腹主动脉丛（abdominal aortic plexus，AAP）或上腹下丛（superior hypogastric plexus，SHP）。在腹主动脉右侧，第1~3腰自主神经从下腔静脉与腰椎椎体前方之间穿过，然后加入腹主动脉丛；而在腹主动脉左侧，第1~3腰自主神经直接加入腹主动脉丛（见图2.26，2.27）。第4腰自主神经主要在腹主动脉/髂总动脉后和髂总静脉前汇入上腹下丛（图2.30）。

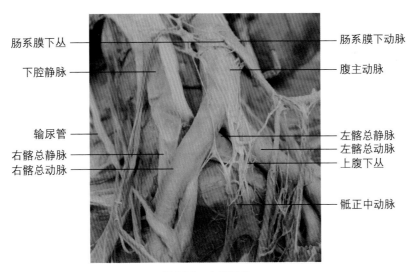

肠系膜下丛 —— —— 肠系膜下动脉

下腔静脉 —— —— 腹主动脉

输尿管 —— —— 左髂总静脉

右髂总静脉 —— —— 左髂总动脉

右髂总动脉 —— —— 上腹下丛

—— 骶正中动脉

图2.30 上腹下丛

（2）交感神经节

椎旁节：位于脊柱两旁，由多极神经元组成，大小不等，部分交感神经节后纤维由此发出。同侧相邻椎旁神经节之间借节间支相连，形成上至颅底，下至尾骨的交感干（sympathetic trunk），左右交感干在尾骨前合并，交感干分为颈、胸、腰、骶、尾5部，每一侧交感干由19~24个神经节连成，其中颈部有3个，胸部有10个，腰部有4个，骶部有3个，尾部为1个。

椎前节：位于脊柱前方，腹主动脉脏支的根部，呈不规则的结节状团块，包括腹腔神经节（celiac ganglion）、肠系膜上神经节（superior mesenteric ganglion）及肠系膜下神经节（inferior mesenteric ganglion）等。

椎旁节与相应的脊神经之间借交通支相连。交通支按纤维性质可分为白交通支（white communicating branch）和灰交通支（grey communicating branch）。白交通支主要由有髓纤维组成，呈白色，故称白交通支；灰交通支则多由无髓纤维组成，颜色灰暗，故称灰交通支。交感神经的节前纤维由脊髓T1~L3节段的中间带外侧核发出，经脊神经前根、脊神经干、

白交通支进入交感干，所以白交通支主要由节前纤维组成，并且也只存在于第1胸神经至第3腰神经共15对脊神经的前支与相应的交感神经节之间。节前纤维在交感神经节换元后，节后纤维经灰交通支返回脊神经，所以灰交通支由节后纤维组成，并且连于交感干与全部31对脊神经前支之间。

交感神经节前纤维经白交通支进入交感干后，通常有3种去向：①终止于相应的椎旁节交换神经元。②在交感干内上升或下降，然后终止于上方或下方的椎旁节交换神经元。一般来自脊髓上胸段（T1~T6）中间带外侧核的节前纤维，在交感干内上升至颈部，在颈部椎旁节交换神经元；中胸段者（T6~T10）在交感干内上升或下降，至其他胸部椎旁节交换神经元；下胸段和腰段者（T11~L3）在交感干内下降，在腰骶部椎旁节交换神经元。③穿经椎旁节，至椎前节交换神经元。

交感神经节前纤维在椎旁节、椎前节交换神经元后，节后纤维的分布也有3种去向：①经灰交通支返回脊神经，随脊神经分布至头颈部、躯干和四肢的血管、汗腺和竖毛肌等。31对脊神

经与交感干之间都有灰交通支联系，故其分支一般都含有交感神经节后纤维。②攀附动脉走行，在动脉外膜处形成相应的神经丛，并随动脉分布到所支配的器官。各丛的名称依所攀附的动脉来命名（肠系膜下动脉丛等）。③由交感神经节直接分布到所支配的脏器。

2. 腰部交感神经的分布　腰交感干位于腰椎体前外侧与腰大肌内侧缘之间。交感神经节发出的节后神经纤维的分布概括如下：①经灰交通支返回5对腰神经，随之分布于相应器官。②穿经腰交感神经节的节前纤维组成腰自主神经，在腹主动脉丛和肠系膜下丛内的神经节交换神经元。节后纤维分布至结肠左曲以下的消化管及盆腔脏器，部分纤维还伴随血管分布至下肢。因此当下肢血管出现痉挛时，可手术切除腰交感干以获得缓解。

交感神经节前、节后纤维的分布具有一定的规律：①来自T1~T5脊髓节段的节前纤维交换神经元后，节后纤维支配头、颈、胸腔脏器和上肢的血管、汗腺和立毛肌。②来自T5~T12脊髓节段的节前纤维交换神经元后，节后纤维支配肝、脾、肾等实质性器官和结肠左曲以下的消化管。③来自脊髓腰段中间带外侧核的节前纤维交换神经元后，节后纤维支配结肠左曲以下的消化管，盆腔脏器和下肢的血管、汗腺和立毛肌。

交感干存在诸多变异，只有3.2%两侧对称，77.6%不对称，19.2%完全不对称。左右两侧交感干神经节在数目、位置、形状和分布上均有差异，右交感干主要分布至静脉系统，而左侧交感干主要分布至动脉系统。交感干的走行常有变异。近70%的交感干经膈中间脚与内侧脚之间下行；76%的交感干上段位于肋椎关节的外侧，下段贴近椎体的侧面。24%的交感干可分裂为2~3支，多见于下腰部。

副交感神经

副交感神经（parasympathetic nerve）的低级中枢由脑干的副交感神经核和S2~S4脊髓节段骶副交感核组成，这些核的神经元发出节前纤维至周围部的副交感神经节交换神经元，然后发出节后纤维到达所支配的器官。副交感神经节（parasympathetic ganglion）多位于脏器附近或脏器壁内，分别称为器官旁节和器官内节。

交感神经与副交感神经的主要区别

多数内脏器官常接受交感神经和副交感神经的双重支配。交感神经与副交感神经对同一器官的作用既是互相拮抗又是相互统一的。

交感神经低级中枢由脊髓胸腰部灰质的中间带外侧核组成，包括椎旁节和椎前节，位于脊柱两旁和脊柱前方。一个交感节前神经元的轴突可与许多节后神经元组成突触，所以交感神经的作用范围较广泛。交感神经除分布至头颈部、胸、腹腔脏器外，还遍及全身血管、腺体、竖毛肌等。

副交感神经的低级中枢则由脑干和脊髓骶部的副交感核组成，副交感神经节为器官旁节和器官内节，位于所支配的器官附近或器官壁内。因此副交感神经的节前纤维比较长，而其节后纤维则较短。一个副交感节前神经元的轴突则与较少的节后神经元组成突触，作用范围则较局限。一般认为大部分血管、汗腺、竖毛肌、肾上腺髓质不受副交感神经支配，故其分布不如交感神经广泛。

性功能相关的临床解剖学

1. 男性生殖器的神经支配　男性射精功能障碍作为腰椎前路手术的一种并发症，在20世纪70年代已被人们逐渐认识，成为脊柱外科医生关注的热点问题之一。目前认为逆行射精主要是由于损伤了位于腹主动脉或髂总动脉前方的交感神经，包括腹主动脉丛或上腹下丛。

膀胱丛及前列腺丛的纤维分布至前列腺、尿道前列腺部、精囊及射精管，这些纤维对管理射精活动的平滑肌起重要作用。当射精时，平滑肌的收缩与交感神经作用相关。射精是一系列复杂的活动，包括释放精子及附属腺体分泌物进入尿道，以及将精液自尿道射出。尿道射精时除球海绵体肌节律性收缩外，膀胱内括约肌（尿道内括约肌）收缩，不使精液反流入膀胱。前路手术损伤患者的腹主动脉丛或上腹下丛时，射精活动紊乱，尤其是膀胱内括约肌不能紧缩，则出现逆向射精。正常情况下，性生活射精完成后排尿困难就是这个道理。

支配射精活动的节前神经元可能存在于脊髓内（胸下及腰上脊髓节段），支配射精的纤维可能集中于第12胸神经白交通支与第1腰神经白交通支内进入交感干，也有纤维达第3腰交感干神经节。如果单侧切除第1~3腰交感干神经节，可能对射精有一定影响。如果双侧第1~3腰神经节均切除，则有可能完全失去射精能力，所以腰椎前路手术应注意到此点，尽可能保存腰交感神经节。与射精有关的交感神经纤维，经交感干、腹主动脉丛到达上腹下丛，分布至输精管，在输精管丛内交换神经元，节后纤维组成精索神经，离开上腹下丛到达射精管，支配平滑肌。到前列腺、精囊及射精管的节前纤维继续下降至盆丛、膀胱丛及前列腺丛，在这些神经丛内交换神经元，发出节后纤维至各器官。交感神经纤维与副交感神经纤维在丛内共同缠绕走行。

2. 女性生殖器的神经支配 卵巢的神经来自卵巢丛，大部分与肾丛相延续。卵巢的传入纤维经第10、11胸神经后根传入脊髓。支配输卵管的神经来自子宫丛，子宫丛内多为副交感神经，其传入纤维经第12胸神经至第2腰神经后根入脊髓。子宫的神经来自子宫丛，子宫丛来自上腹下丛的交感神经节前纤维和盆丛的副交感纤维，也有直接来自腰部交感干和骶部的纤维。来自子宫的传入纤维，经子宫阴道丛与交感神经伴行，经上腹下丛及交感干，由第11、12胸神经后根入脊髓。交感神经兴奋引起子宫收缩，副交感神经的作用则可能抑制子宫收缩，使血管扩张。

阴道的神经支配以副交感神经较多，来自盆丛，也有交感神经纤维来自上腹下丛。子宫阴道丛，在阴道壁内形成网状结构。阴道黏膜内有许多环层小体等终末器官。阴蒂的神经来自阴部神经的阴蒂背神经和自主性阴蒂海绵体丛的神经。阴唇的神经则来自髂腹股沟神经、阴部神经、股后皮神经的会阴支等躯体神经。另外，也有来源于阴道丛的自主神经纤维。阴唇及阴蒂上有丰富的感受器，刺激冲动经阴部神经进入脊髓。阴蒂海绵体的无髓纤维分布于阴蒂及阴唇的血管壁。

女性的脊髓损伤或是手术误伤腰骶部交感神经后对性功能也有影响，主要是性生活质量、性交快感等。由于月经周期、妊娠、分娩等主要受激素调节，故受影响较小。

■ 参考文献

1. 杜心如, 张西峰, 崔心刚. 脊柱外科临床解剖学. 济南: 山东科学技术出版社, 2020.

2. 陈金栋, 侯树勋, 彭宝淦, 等. 人腰椎交感神经解剖学研究. 中华医学杂志, 2007, 87(09): 602-605.

3. 张世民, 蒋位庄, 张丰田, 等. 腰椎间盘神经支配的临床解剖学研究. 中国骨伤, 1996, (05): 60-62.

4. 邵擎东, 包聚良, 贾连顺. 腰脊神经节异位症3例. 人民军医, 1999, 42(3): 131-132.

5. 陈伯华, 夏玉军, 周秉文, 等. 腰骶神经节的应用解剖及临床意义. 中华骨科杂志, 1994, 14(4): 213-216.

6. 廖利民. 神经源性膀胱的诊断与治疗现状和进展. 中国康复理论与实践, 2007, 13(7): 604−606.

7. 段俊峰. 脊髓损伤后神经原性膀胱的分类及其治疗原则. 现代康复, 2000, 4(6): 810−811.

8. 苏志海, 赵庆豪, 王敏, 等. 腰椎椎间静脉的形态学研究及其临床意义. 中国临床解剖学杂志, 2019, 37(04):361−365.

9. 周兴, 陈志光, 钟世镇. 构建体神经—内脏神经反射弧治疗脊髓脊膜膨出患者膀胱直肠功能障碍. 中华神经医学杂志, 2005, 4(5): 486−487.

10. 吴仲敏. 阴茎勃起神经与神经性勃起功能障碍. 四川解剖学杂志, 2007, 15(2): 37−39.

11. 王江栓, 丁冉, 赵庆豪, 等. 骶直肠筋膜在轴向腰椎椎间融合术中的应用解剖. 中国临床解剖学杂志, 2016, 34(03):260−262.

12. 刘尚礼, 顾洪生. 腰椎间孔韧带的解剖及其临床意义. 脊柱外科杂志, 2003, 1(2): 112−114.

13. 张一模, 杜心如, 孔祥玉, 等. 腰骶部硬膜黄韧带间连结的形态及其临床意义. 中国临床解剖学杂志, 1999, 17(1): 52−53.

14. 杜心如, 张一模, 孔祥玉, 等. 髂腰韧带的形态及其临床意义. 中国临床解剖学杂志, 1995, 13(3): 221−223.

15. 陆声, 钟世镇, 徐永清, 等. 下腰椎侧前方静脉的解剖及其在腹腔镜腰椎手术中的临床意义. 中国临床解剖学杂志, 2006, 24(2):125−127.

16. 盛华均, 孙善全. 左髂总静脉的形态学研究及其临床意义. 中国临床解剖学杂志, 2005, 23(6) :612−616.

17. 陆声, 钟世镇, 徐永清. 腹腔镜技术在腰椎手术中的应用. 中国矫形外科杂志, 2004, 12(15):1169−1171.

18. Park HK, Rudrapa S, Dujovny M, et al. Intervertebral foraminal ligaments of the lumbar spine:anatomy and biomechanics. Childs Nerv Syst, 2001, 17: 175−182.

19. Susan Standring. GRAY'S Anatomy−The Anatomical Basis of Clinical Practice (41e). Elsevier, 2016.

20. Kim HS, Hyun N, Lee HM, et al. Sexual dysfunction in men with paraparesis in lumbar burst fractures. Spine, 2000, 25(17): 2187−2190.

21. Su Z, Wang M, Zhao Q, et al. Clinical Anatomy and Possible Clinical Significance of the Intervertebral Vein in the Lumbar Intervertebral Foramina. Pain Physician, 2019, 22(3):E225−E232.

22. Michl U, Dietz R, Huland H. Is intraoperative electrostimulation of erectile nerves possible. J Urol, 1999, 162(5): 1612−1613.

23. Larmon WA. An anatomical study of the lumbosacral region in relation to lower back pain and sciatica. Ann Surg, 1944, 119: 892−896.

24. Rick CS, Natalie MB, Praveen VM. Analysis of operative complications in a series of 471 Anterior lumbar interbody fusion procedures. Spine, 2005, 30: 670−674.

25. Enrique E, Ensor T, Timothy G, et al. Video−Assisted versus open Anterior lumbar spine fusion surgery. A comparison offour techniques and complications in 135 Patients. Spine, 2003, 28:729−732.

26. Regan JJ, Yuan H, McAfee PC. Laparoscopic fusion of the lumbar spine: minimally invasive spine surgery: A prospective multicenter study evaluating open and laparoscopic lumbar fusion. Spine, 1999, 24:402−411.

27. Baniel J, Foster RS, Donohue JP. Surgical anatomy of the lumbar vessels: implication for retroperitoneal surgery. The journal of urology, 1995, 153:1422−1425.

28. Katkhouda N, Guilherme MR, Mavor E, et al. Is Laparoscopic Approach to Lumbar Spine Fusion Worthwhile? The American Journal of Surgery, 1999, 178(6):458 − 461.

29. Kleeman TJ, Michael AU, Clutterbuck WB, et al. Laparoscopic anterior lumbar interbody fusion at L4−L5: an anatomic evaluation and approach classification. Spine, 2002, 27: 1390−1395.

30. Namir K, Guilherme MR, Eli M. Is Laparoscopic Approach to Lumbar Spine Fusion Worthwhile? The American Journal of Surgery, 1999, 178: 458 − 461.

31. Chithriki M, Jaibaji M, Steele RD. The anatomical relationship of the aortic bifurcation to the lumbar vertebrae: a MRI study. Surg Radiol Anat, 2002, 24(3):308−312.

32. Shindo S, Kubota K, Kojima A, et al. Anomalies of inferior vena cava and left renal vein: risks in aortic surgery. Ann Vasc Surg., 2000, 14(4):393−396.

33. Sasso RC, Kenneth BJ, LeHuec JC. Retrograde ejaculation after anterior lumbar interbody fusion:

transperitoneal versus retroperitoneal exposure. Spine, 2003, 28:1023−1026.

34. Raskas DS, Delamarter RB. Occlusion of the left iliac artery after retroperitoneal exposure of the spine. Clin Orthop, 1997, 338(1): 86−89.

35. Vraney RT, Phillips FM, Wetzel FT, et al. Peridiscal vascular anatomy of the lower lumbar spine. An endoscopic perspective. Spine, 1999, 24(19):2183−2187

36. Sotiris LP, Kathryn SM, Robert CM. Femoral nerve palsy: an unusual complication of anterior lumbar interbody fusion. Spine, 1994, 19: 2842−2844.

37. Rajaraman V, Vingan R, Roth P, et al. Visceral and vascular complications resulting from anterior lumbar interbody fusion. J Neurosurg, 1999, 91 :60−64.

38. Tubbs RS, Salter EG, Wellons JC,et al. Anatomical landmarks for the lumbar plexus on the posterior abdominal wall. Neurosurg Spine, 2005, 2:335−338.

39. James KB, Patrick RR, Michael JR, et al. Vascular injury in anterior lumbar surgery. Spine, 1993, 18(20): 2227−2230.

40. Tribus CB, Belanger T. The vascular anatomy anterior to the L5−S1 disk space. Spine, 2001, 26(11):1205−1208.

41. Moro T, Kikuchi S, Konno S, et al. An anatomic study of the lumbar plexus with respect to the retroperitoneal endoscopic surgery. Spine, 2003, 28: 423−428.

42. Deng S, Zhao Q, Yang C, et al. The lumbar autonomic nerves in males: a few anatomical insights into anterior lumbar interbody fusion. Spine J, 2020, 20(12):2006−2013.

43. Troude L, Boissonneau S, Malikov S, et al. Robot−assisted multi−level anterior lumbar interbody fusion: an anatomical study. Acta Neurochir (Wien), 2018, 160(10):1891−1898.

44. Berger AA, Abramowitch S, Moalli PA. 3D vascular anatomy of the presacral space: impact of age and adiposity. Int Urogynecol J, 2019, 30(3):401−407.

45. Chenin L, Tandabany S, Foulon P, et al. A median sacral artery anterior to the iliocaval junction: a case report−anatomical considerations and clinical relevance for spine surgery. Surg Radiol Anat, 2018, 40(1):115−117.

46. Oikawa Y, Eguchi Y, Watanabe A, et al. Anatomical evaluation of lumbar nerves using diffusion tensor imaging and implications of lateral decubitus for lateral transpsoas approach. Eur Spine J, 2017, 26(11):2804−2810.

47. Beveridge TS, Fournier DE, Groh AMR, et al. The anatomy of the infrarenal lumbar splanchnic nerves in human cadavers: implications for retroperitoneal nerve−sparing surgery. J Anat, 2018, 232(1):124−133.

脊柱腰段断层解剖学及影像学

脊柱腰段断面可分为经椎间盘断面和经椎体断面。在经椎间盘断面可以见到椎间盘呈扁椭圆形,其后缘正中部分向腹侧凹陷,并形成椎管的前壁。经椎体平面可见到椎体,其内松质骨密度均匀,椎体边缘光滑,在后缘处有时可见到三角形或圆形缺损,为椎基底孔,其内为椎管内静脉与椎体静脉丛相连结的部分,而且有动脉以及神经经过。在椎体内有的可见到放射状纹理,为进入椎体血管的走行之处。在经椎弓根平面,可清楚地显示椎弓根内外侧骨皮质,外侧骨皮质薄,内侧骨皮质厚,可清晰地测量出椎弓根内径的宽度,并作为选择椎弓根螺钉粗细的依据。经椎弓根中心长轴可以测量椎弓根与正中矢状面的夹角,从而确定椎弓根螺钉的进钉角度。自椎弓根远端至椎体前缘沿椎弓根长轴的距离是椎体螺钉进钉最大长度,可以依此作为选择椎弓根螺钉长度的依据,对拟需植入椎弓根螺钉的腰椎,术前均需行椎弓根平面扫描,以便为临床提供参考数据。

脊柱腰段横断面

■ 经第1腰椎椎体和椎间盘横断面

在第1腰椎椎体上份断面,椎体前方正中可见到腹主动脉及其两侧的膈肌,膈肌呈扁片状,由腹主动脉前方向后至椎体两侧再至肝脏后面。下腔静脉位于椎体右侧前方,肝门后方。在此平面可见到关节突关节,关节面方向斜行,椎板后面肌肉丰厚,最浅层为背阔肌。椎管呈椭圆形,内有脊髓及马尾断面(图3.1)。

在第1腰椎椎间盘断面,膈肌仍清晰可见,腰大肌起始部较上位平面增大,椎间盘纤维环呈同心圆形,髓核位于后正中部,此层面可见到椎板及棘突,后方的肌肉如前(图3.2)。

■ 经第2腰椎椎体和椎间盘横断面

在第2腰椎椎体上份断面,沿椎体前外侧边缘可见到双侧膈脚,膈脚左右各一,右侧较为明显。下腔静脉位于椎体右前方。椎板后面肌肉丰厚。椎管呈椭圆形,内有马尾神经断面,儿童可见脊髓断面(图3.3)。

在第2腰椎椎间盘断面,腰大肌起始部较上位平面增大,椎间盘纤维环呈同心圆形,髓核位于后正中部位,此层面可见到椎板及棘突,后方的肌肉如前(图3.4)。

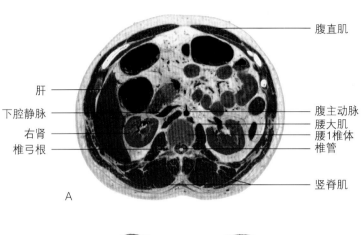

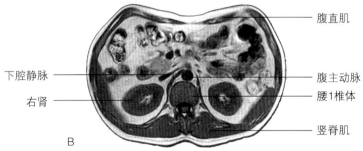

图3.1 经第1腰椎椎体横断面
A. 标本断面。B. 影像断面

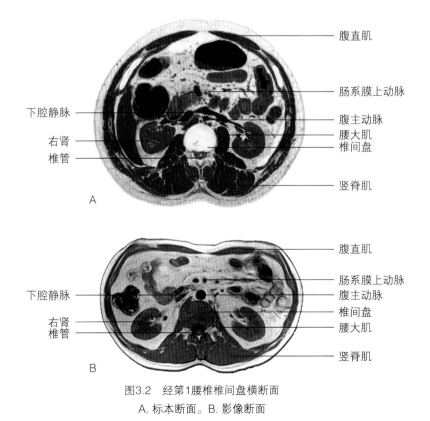

图3.2 经第1腰椎椎间盘横断面
A. 标本断面。B. 影像断面

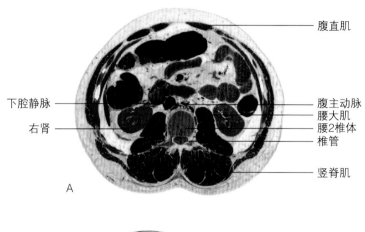

下腔静脉 —
右肾 —

腹直肌
腹主动脉
腰大肌
腰2椎体
椎管
竖脊肌

A

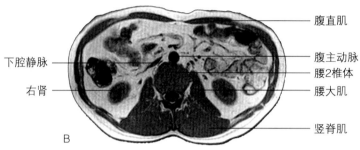

下腔静脉 —
右肾 —

腹直肌
腹主动脉
腰2椎体
腰大肌
竖脊肌

B

图3.3 经第2腰椎椎体横断面
A. 标本断面。B. 影像断面

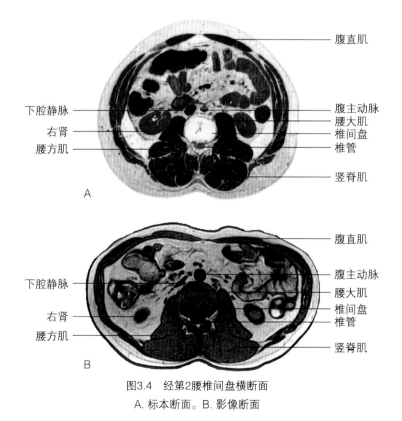

下腔静脉 —
右肾 —
腰方肌 —

腹直肌
腹主动脉
腰大肌
椎间盘
椎管
竖脊肌

A

下腔静脉 —
右肾 —
腰方肌 —

腹直肌
腹主动脉
腰大肌
椎间盘
椎管
竖脊肌

B

图3.4 经第2腰椎间盘横断面
A. 标本断面。B. 影像断面

■ 经第3腰椎椎体和椎间盘横断面

此断面腰大肌的面积更大，包被椎体的侧面。在椎体前方可见腹主动脉及右前方的下腔静脉。此处椎管内硬膜囊宽大，其内为马尾神经，马尾神经排列在硬膜囊内后外侧，前内部主要充满脑脊液。腰大肌的外侧为肾（右侧）及脂肪囊（左侧），此平面一般仅剩右肾。在竖脊肌前方可见到扁片状的腰方肌。关节突关节更加明显，黄韧带覆盖椎板内面及关节突关节的前方，椎管呈近似椭圆形，侧隐窝仍不明显（图3.5，3.6）。

腰丛在此平面较为明显，位于腰大肌与横突根部和椎体三者所形成的三角间隙内，有的腰丛在腰大肌肌质内，腰丛与横突根部之间有少量肌纤维。

■ 经第4腰椎椎体和椎间盘横断面

此断面腰大肌的面积更大，包被椎体的侧面。在椎体前方可见腹主动脉及右前方的下腔静脉，腹主动脉在第4腰椎椎体下缘附近处分为左、右髂总动脉。椎管呈典型三角形，侧隐窝明显。可见走行在侧隐窝的第4腰神经。腰大肌的外侧为脂肪囊。腰方肌呈椭圆形，较上一节段肥厚。关节突关节更加明显，黄韧带覆盖椎板内面及关节突关节的前方（图3.7，3.8）。

■ 经第5腰椎椎体和椎间盘横断面

第5腰椎椎体前外侧有髂总动、静脉排列，侧方可见到髂嵴，椎体与横突移行处较上位平面更为宽大。横突更为宽阔，但较上位短、粗。髂腰韧带有时显示清晰，为一条索样影

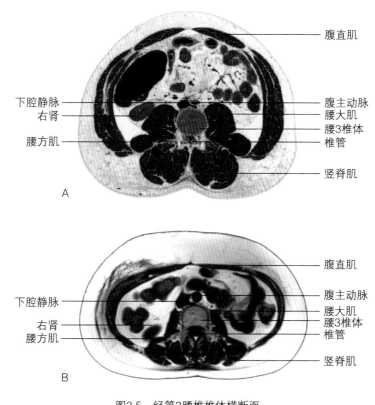

图3.5　经第3腰椎椎体横断面
A. 标本断面。B. 影像断面

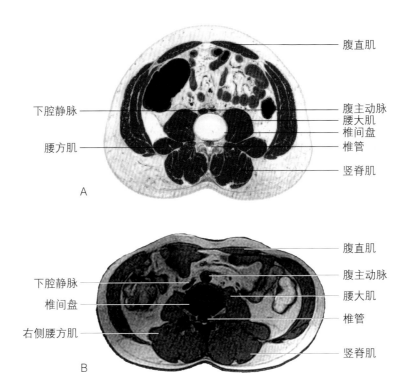

腹直肌

下腔静脉

腹主动脉
腰大肌
椎间盘
椎管

腰方肌

竖脊肌

A

腹直肌

下腔静脉

腹主动脉

椎间盘

腰大肌

右侧腰方肌

椎管

竖脊肌

B

图3.6　经第3腰椎椎间盘横断面
A. 标本断面。B. 影像断面

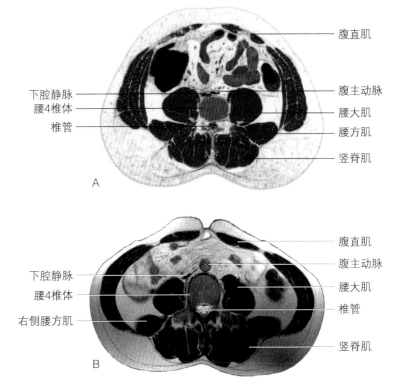

腹直肌

下腔静脉
腰4椎体

腹主动脉

椎管

腰大肌
腰方肌

竖脊肌

A

腹直肌

下腔静脉
腰4椎体

腹主动脉

右侧腰方肌

腰大肌

椎管

竖脊肌

B

图3.7　经第4腰椎椎体横断面
A. 标本断面。B. 影像断面

像，前束连接横突尖与髂嵴前部，后束连接横突与髂骨后部，椎管呈典型三叶草形，侧隐窝明显。第5腰神经根在侧隐窝内走行，呈圆形，两侧对称。少数情况下，第5腰神经节移位至侧隐窝内，使神经根影像粗大，此时两侧神经根不对称。硬膜囊位于椎管中央，其内马尾神经

数目减少。竖脊肌排列于椎板后侧方（图3.9，3.10）。L5/S1椎间盘平面侧隐窝更加明显，其内走行的为第1骶神经根，硬膜囊呈圆形，所占面积较少，位于椎管中央。关节突关节呈斜行，两侧的髂嵴及其附着肌明显。

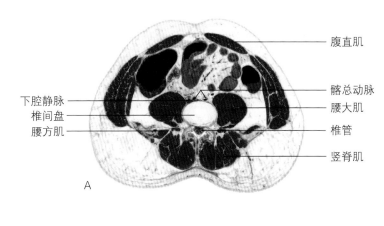

下腔静脉
椎间盘
腰方肌

腹直肌
髂总动脉
腰大肌
椎管
竖脊肌

A

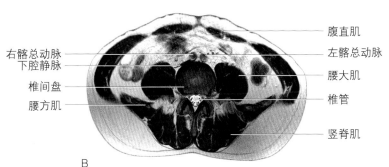

右髂总动脉
下腔静脉
椎间盘
腰方肌

腹直肌
左髂总动脉
腰大肌
椎管
竖脊肌

B

图3.8　经第4腰椎椎间盘横断面
A.标本断面。B.影像断面

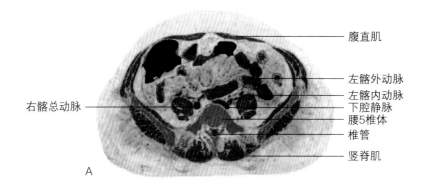

右髂总动脉 —————— 腹直肌
　　　　　　　　　　左髂外动脉
　　　　　　　　　　左髂内动脉
　　　　　　　　　　下腔静脉
　　　　　　　　　　腰5椎体
　　　　　　　　　　椎管
　　　　　　　　　　竖脊肌

A

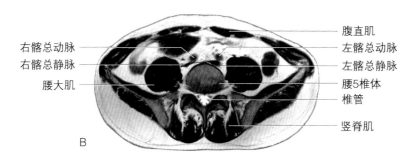

右髂总动脉 —————— 腹直肌
右髂总静脉 —————— 左髂总动脉
腰大肌 —————————— 左髂总静脉
　　　　　　　　　　腰5椎体
　　　　　　　　　　椎管
　　　　　　　　　　竖脊肌

B

图3.9　经第5腰椎椎体横断面
A.标本断面。B.影像断面

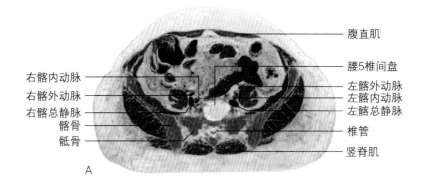

右髂内动脉 —————— 腹直肌
右髂外动脉 —————— 腰5椎间盘
右髂总静脉 —————— 左髂外动脉
髂骨 ———————————— 左髂内动脉
骶骨 ———————————— 左髂总静脉
　　　　　　　　　　椎管
　　　　　　　　　　竖脊肌

A

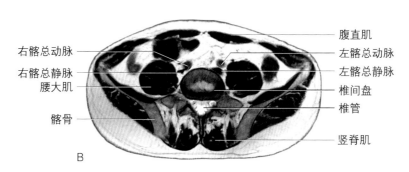

右髂总动脉 —————— 腹直肌
右髂总静脉 —————— 左髂总动脉
腰大肌 —————————— 左髂总静脉
髂骨 ———————————— 椎间盘
　　　　　　　　　　椎管
　　　　　　　　　　竖脊肌

B

图3.10　经第5腰椎椎间盘横断面
A.标本断面。B.影像断面

脊柱腰段矢状断面

■ 正中矢状断面

该断面腰椎椎体呈长方形，其内骨松质均匀，骨小梁清晰，椎体前缘中间凹陷，椎体后缘也略呈凹陷状。腰椎椎体上、下终板平行，腰椎椎间盘自上而下增厚。椎间盘髓核位于椎间盘中后部，椎间盘纤维环连结上、下终板。腰椎棘突呈方形向后方平直伸出，其内为骨松质，四周被骨皮质包绕。椎管内有硬膜囊及马尾神经走行。由于腰椎生理前凸的存在，硬膜囊在椎管偏后方（图3.11）。

■ 椎间孔矢状断面

腰椎椎间孔矢状断面可见到椎弓根上、下切迹及椎间盘侧后缘，由于黄韧带构成了关节突关节的前壁，上部椎间孔呈椭圆形，下部椎间孔呈耳形。在椎间孔上部有腰神经根走行，下部有腰静脉及腰动脉分支走行，这些结构周围充满了脂肪，这种形态特点使得腰神经根在MRI上显示非常清晰（图3.12）。腰椎椎间盘多位于神经根的腹侧，当椎间盘在椎间孔部位突出时（极外侧）可压迫此处的神经根。此型腰椎椎间盘突出可在此断面很好地显示，所以此层面常用于椎间盘极外侧突出的诊断。

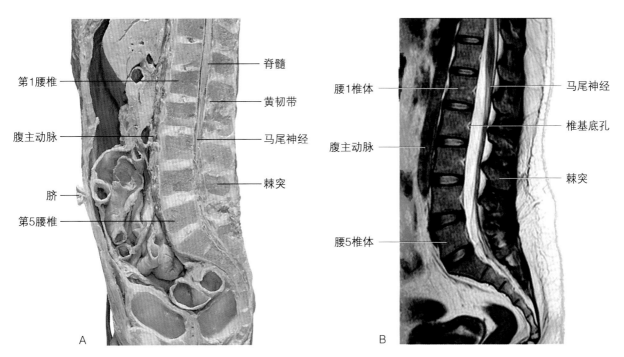

图3.11　正中矢状断面
A. 标本断面（隋鸿锦教授赠）。B. 影像断面

左图标注：
脊髓
黄韧带
马尾神经
棘突
第1腰椎
腹主动脉
脐
第5腰椎

右图标注：
腰1椎体
腹主动脉
腰5椎体
马尾神经
椎基底孔
棘突

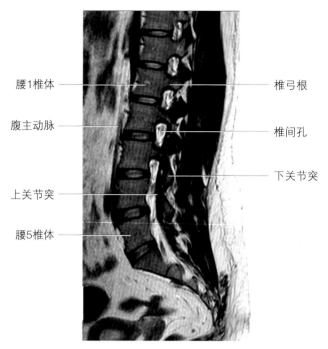

腰1椎体 —— 椎弓根

腹主动脉 —— 椎间孔

—— 下关节突

上关节突 ——

腰5椎体 ——

图3.12 腰椎椎间孔矢状断面

■ 参考文献

1. 刘树伟. 人体断层解剖学. 北京: 高等教育出版社, 2006.

2. 杜心如, 张西峰, 崔新刚. 脊柱外科临床解剖学. 济南: 山东科学技术出版社, 2020.

3. 陈星荣, 沈天真, 段承祥, 等. 全身CT和MRI. 上海: 上海医科大学出版社, 1994.

4. 吴波, 赵庆豪, 周潇齐, 等. 腰椎间孔镜的应用解剖. 中国临床解剖学杂志, 2017, 35(01): 5-8.

5. 王敏, 赵庆豪, 苏志海, 等. 基于CT/MRI融合建立的Kambin三角三维模型与标本测量的对比研究. 中国脊柱脊髓杂志, 2019, 29(01):67-73.

6. 苏庆军, 王志为, 王庆一, 等. 下腰椎腹侧血管解剖及其临床意义. 中国脊柱脊髓杂志, 2006,16(6):458-461.

7. 刘明. 腰椎多裂肌核磁共振影像学改变在成人腰椎退变中分析. 山东大学, 2014.

8. 李嘉欣, 汪翔, 何玉麟. 腰椎曲度与腰椎间盘突出的影像学研究. 实用骨科杂志, 2016, 22 (11):1052-1054.

9. 王朝杨, 曾建成, 杨志强. 影像学评估在斜外侧腰椎间融合术中的指导作用. 中国修复重建外科杂志, 2019,33(12):1572-1577.

10. Stabler A, Bellan M, Weiss M, et al. MR imaging of enhancing intraosseous disk herniation(Schmorl'nodes). Am J Roentgenol, 1997, 168: 933-938.

11. Schellhas KP, Pollei SR,Gundry CR, et al. Lumbar disc high-intensity zone: correlation of magnetic resonance imaging and discography. Spine, 1996, 21:79-86.

12. Xiao Y, Fortin M, Battié MC, et al. Population-averaged MRI Atlases for Automated Image Processing and Assessments of Lumbar Paraspinal Muscles. Eur Spine J, 2018, 27(10):2442-2448.

13. Kalichman L, Carmeli E, Been E. The Association between Imaging Parameters of the Paraspinal Muscles, Spinal Degeneration, and Low Back Pain. Biomed Res Int, 2017, 2017:2562957.

椎间融合器在腰椎椎体间融合术中的应用

椎间融合器经历了漫长而复杂的演变过程。

首先，是使用材料的演变。最初是自体骨块（图4.1）。但由于其即时稳定性差、来源受限、额外的创伤等缺点，探索新材料势在必行。最早的替代材料是不锈钢，其后迅速被钛合金所替代。钛合金生物兼容性良好、密度低、化学性质稳定，但其弹性模量（110 GPa）远大于椎体松质骨（2.1 GPa）和皮质骨（2.4 GPa），其应力遮挡效应可导致局部炎症、融合器下沉和融合器/骨界面微骨折的发生等一系列问题。此外，钛合金融合器可产生明显的伪影，影响植骨融合情况的影像学的评估。

早期的金属融合器为中空柱状，以Bagby设计的BAK融合器为代表，Ray对其进行改良，在表面增添了螺纹，提高了其稳定性（图4.2）。这些早期的融合器承载面积小，稳定性和承载负载能力差，盒状融合器因此应运而生。盒状融合器体积较前明显增大，极大地提高了其稳定性，前高后低的楔形有利于恢复腰椎序列，改善矢状面平衡。盒状融合器其内中空，可于其内填充植骨材料，有利于椎体间融合。盒状融合器的设计理念延续至今，仍是目前最为广泛应用的理想产品。

在20世纪90年代，人们开始尝试使用聚醚醚酮（polyetheretherketone，PEEK）和碳纤维（图4.3）。PEEK融合器由AcroMed（Raynham，MA，USA）公司于20世纪90年代推出，为高分子工程师McMillin所首创，称之为Brantigan融合器。PEEK融合器应用于临床20余年，已被证明是安全而有效的，是目前最为流行的融合器。PEEK融合器的弹性模量与皮质骨类似，有助于均衡负载分配和应力分布，有

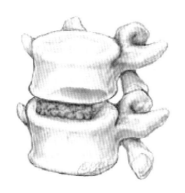

图4.1　自体骨移植

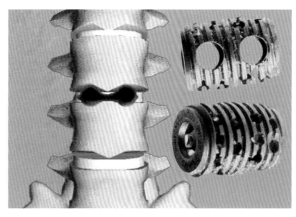

图4.2　BAK融合器

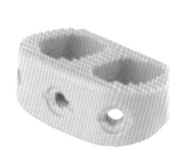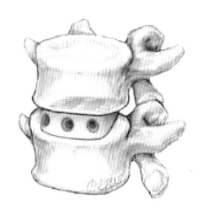

图4.3　PEEK融合器

助于减少融合器下沉，提高融合率，其良好的透X射线特性十分有利于观察植骨融合情况。但PEEK材料作为一种高分子聚合物，在体内不吸收，始终存在占位效应，在不同程度上影响着椎体间融合强度，也存在融合器移位等植入物相关并发症，因此广大的科研工作者已着手探索可吸收材料的椎间融合器。目前主要是聚乳酸融合器，但其力学强度欠佳，体内降解速度过快，组织相容性也稍差，故目前尚未推广应用。总的来说，可吸收材料融合器仍处于探索阶段。

尽管机械性能良好，但PEEK材料本身的化学惰性限制了其骨整合能力。因此，为提高其生物活性，学者们尝试使用复合材料。据报道，羟基磷灰石（hydroxyapatite，HA）可提高PEEK的生物活性，30%体积含量的HA的HA-PEEK复合材料的弹性模量和人类的皮质骨类似。Wong等报道了一种含锶的HA-PEEK复合材料，可进一步提高其生物活性。Barkarmo等报道，纳米HA涂层覆盖的PEEK材料也有助于提高PEEK材料的生物活性。另外一种相对较为成熟的复合材料是Ti（钛）-PEEK复合材料。来自不同学者的多个报道均表明，添加Ti有助于增加细胞黏附，促进骨整合（图4.4）。

融合器早期主要通过融合器的上下表面处理，设计成齿状，增加融合器与椎体界面的摩擦力以进行固定。这种固定通常是不可靠的，需要早期严格制动或附加后路内固定以维持脊柱节段间的稳定性。因此，研究者们设计通过螺钉或金属片将融合器锚定于椎体上，使其适合于前路或侧路腰椎椎体间融合术。

市场上第一个由PEEK制成的带有整体固定螺钉结构的装置是SynFix系统（Synthes Bettlach，Solothurn，瑞士）。SynFix系统是带有集成前板的PEEK植入物，使用四个角度锁定螺钉进行固定。该系统生物力学性能出色，操作简便，在全球范围得到了广泛的使用（图4.5）。Burkus等统计了使用SynFix系统的32名ALIF患者，进行了12个月的随访，融合率为90.6%。采用了类似设计的常见的融合器还有法国LDR公司的ROI-A融合器（图4.6）。该融合器以两片齿状的金属片代替了固定螺钉，术中可通过预先设计好的途径植入，操作相对更为简便。Allain等对使用ROI-A融合器的54名患者进行了为期12个月的随访，融合率为96.3%。这些研究为单独ALIF的整体固定架提供了初步的临床数据。这些发现需要进一步的长期随访研究来证实。

但值得注意的是，尽管ALIF可以充分松解脊柱，自锁型融合器的稳定性仍然远低于后路椎弓根螺钉的三柱固定，对脊柱序列的矫形维持作用相对较差（图4.7）。因此，也有学者主张使用附加前路钢板的ALIF融合器系统。该融合器相对自锁型融合器，对脊柱的矫形维持作用相对提升，可在一定程度上改善脊柱—骨盆的矢状面参数。

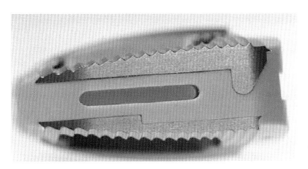

图4.4　TI-PEEK 复合型椎间融合器

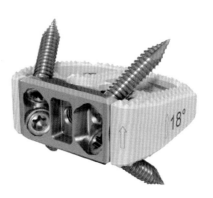

图4.5　DePuySynthes SynFix Cage

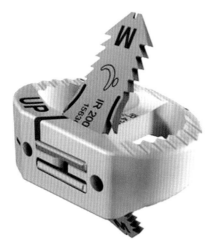

图4.6　ROI-A cage, LDR

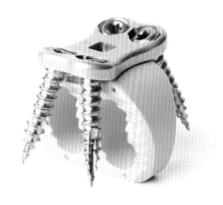

图4.7　附加前路钢板的自锁型Idys-ALIF椎间融合器（Clar-iance, Beaurains, France）

■ 参考文献

1. DeBowes RM, Grant BD, Bagby GW, et al. Cervical vertebral interbody fusion in the horse: a comparative study of bovine xenografts and autografts supported by stainless steel baskets. Am J Vet Res,1984, 45: 191–199.

2. Bagby GW. Arthrodesis by the distraction–compression method using a stainless steel implant. Orthopedics, 1988, 11: 931–934.

3. Crawley GR, Grant BD, White KK, et al. A modified Cloward's technique for arthrodesis of the normal metacarpophalangeal joint in the horse. Vet Surg, 1988, 17: 117–127.

4. Wagner PC, Grant BD, Bagby GW, et al. Evaluation of cervical spinal fusion as a treatment in the equine "wobbler" syndrome. Vet Surg, 1979, 8: 84–88.

5. Kuslich SD, Ulstrom CL, Griffith SL, et al. The Bagby and Kuslich method of lumbar interbody fusion. History, techniques, and 2–year follow–up results of a United States prospective, multicenter trial. Spine (Phila Pa1976), 1998, 23: 1267–1278.

6. Ramakrishna S, Mayer J, Wintermantel E, et al. Biomedical applications of polymer–composite materials: a review. Compos Sci Technol, 2001, 61: 1189–1224.

7. Bal BS, Rahaman MN. Orthopedic applications of silicon nitride ceramics.Acta Biomater, 2012, 8: 2889–2898.

8. Niu CC, Liao JC, Chen WJ, et al. Outcomes of interbody fusion cages used in 1 and 2–levels anterior cervical discectomy and fusion: titanium cages versus polyetheretherketone (PEEK) cages. J Spinal Disord Tech, 2010, 23:310–316.

9. Liao JC, Niu CC, Chen WJ, et al. Polyetherether–ketone (PEEK) cage filled with cancellous allograft in anterior cervical discectomy and fusion. Int Orthop,2008, 32: 643–648.

10. Rosa AL, Beloti MM. Effect of cpTi surface roughness on human bone marrow cell attachment, proliferation, and differentiation. Braz Dent J, 2003,14: 16–21.

11. Rao PJ, Pelletier MH, Walsh WR, et al. Spine interbody implants: material selection and modification, functionalization and bioactivation of surfaces to improve osseointegration. Orthop Surg, 2014, 6: 81–89.

12. Burkus JK, Gornet MF, Schuler TC, et al. Six–year outcomes of anterior lumbar interbody arthrodesis with use of interbody fusion cages and recombinant human bone morphogenetic protein–2. J Bone Joint Surg Am, 2009, 91: 1181–1189.

13. Allain J, Delecrin J, Beaurain J, et al. Stand–alone ALIF with integrated intracorporeal anchoring plates in the treatment of degenerative lumbar disc disease: a prospective study on 65 cases. Eur Spine J, 2014, 23: 2136–2143.

14. Phan K, Mobbs RJ. Evolution of Design of Interbody Cages for Anterior Lumbar Interbody Fusion. Orthopaedic Surgery, 2016, 8:270–277.

植骨材料特性及选择

植入物植入体内后会进行骨整合的过程。骨整合分为4个阶段。第1阶段，血肿形成，炎症机化，间充质干细胞趋化。第2阶段，成骨分化，血管再生。第3阶段，植骨吸收，类骨形成。第4阶段，通过爬行替代形成成熟骨。

理想的成骨材料应该具有以下特性：骨形成（形成新骨，目前仅自体骨具有这个特征）、骨传导（为新骨形成提供支架）、骨诱导（使骨祖细胞分化为骨形成细胞并诱导骨形成）和骨促进（有助于但并不直接诱导骨形成）特性。

目前常用的植骨材料包括自体骨、同种异体骨、人工骨和骨生长诱导物质。

自体骨移植

自体骨本身即具有骨形成、骨传导和骨诱导特性，其内还含有可促进骨形成的生长因子，是最为理想的植骨材料（图5.1）。但自体骨有其局限性。在PLIF、TLIF中切除脊椎后柱结构所得自体骨以骨皮质为主，骨松质量少，骨质质量欠佳。髂骨取骨则增加手术创伤和手术时间，髂骨取骨区慢性疼痛发生率高达20%，特别是对于多节段融合而需要取大量自体髂骨者。因此，研究者们一直在寻找良好的自体骨替代材料。

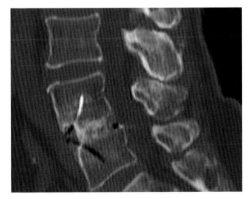

图5.1　自体骨移植融合术术后48个月

同种异体骨移植

同种异体骨来自捐献的人体骨组织。同种异体骨根据制备工艺可分为2类。

1. 新鲜冰冻骨　取骨后冷冻至-70℃，新鲜冰冻骨中的Bmp活性得以保留，从而具有骨诱导性。但由于其高免疫原性产生的炎性反应可导致骨祖细胞坏死，植骨融合效果反而较差。此外，新鲜冰冻骨也具有较高的疾病传播风险。目前新鲜冰冻骨较少应用于临床。

2. 冰冻干燥骨　同种异体骨冷冻至-70℃后接受脱水处理，其中水含量低于5%。冰冻干燥骨的免疫原性大大降低，疾病传播风险低，自20世纪50年代进入临床应用至今尚无移植冰冻干燥骨而导致疾病传播的报道，是目前广泛应用的同种异体骨（图5.2）。

此外，脱矿骨基质作为同种异体骨的延伸，近年也开始进入临床应用。脱矿骨基质的制备方法由Urist于1965年提出，1991年正式进入临床应用。经酸处理，同种异体骨中40%以上的矿物质被移除，胶原、非胶原蛋白和生长因子被保留，因而具有良好的骨诱导性，但其无支撑固定作用。

目前，临床应用最为广泛的为同种异体骨冰冻干燥骨，绝大部分临床研究均表明，无论是和自体骨混合使用还是单独应用，其椎体间融合率均令人满意，与自体骨融合率类似，亦未见有关冰冻干燥骨应用的显著不良反应（图5.3）。但值得注意的是，目前同种异体骨的临床应用尚缺乏前瞻性随机对照研究的高级别证据，其临床效果和安全性仍有待进一步确认，且其来源也有一定程度的限制，伦理问题亦始终存在。

图5.2　同种异体骨

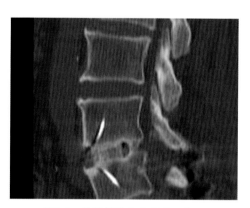

图5.3　骨移植融合术术后62个月

人工骨

理想的人工骨应具有以下特性：骨形成能力、骨传导能力、骨诱导能力；良好的生物相容性；可生物降解，且降解速度适合，与新骨生成速度相匹配；能够提供结构支撑能力。

目前常用于脊柱椎体间融合的材料如下。

1. 硫酸钙（CaSO₄）　硫酸钙是一种具有骨传导性的人工骨材料。硫酸钙缺乏微孔结构，但吸收速率快，物理强度差，在骨科领域主要是在有坚强内固定的情况下应用于填充小体积的骨缺损。在脊柱外科领域，Ming-Yuan Chang的研究报道，单独的硫酸钙填充于PEEK融合器应用于前路颈椎融合，单节段的融合率为95.2%（20/21），双节段的融合率为83.3%（5/6），但该研究样本量少。此外尚有报道硫酸钙和自体骨混合后用于腰椎后外侧植骨，部分研究的结果提示其融合率和自体骨接近。但Niu的报道则显示，尽管和减压所得的自体骨混用，并辅以骨髓穿刺液，腰椎后外侧融合率仍较低，仅有41%。目前尚无硫酸钙应用于腰椎椎体间融合的报道，尤其是单独的硫酸钙应用于腰椎椎体间融合。

2. 磷酸钙　在脊柱外科领域，磷酸钙是目前最为常用的人工骨。磷酸钙可生物吸收，骨传导性良好，磷酸钙的吸收速率和力学特征受钙/磷比影响很大。羟基磷灰石和磷酸三钙（tricalcium phosphate，TCP）的钙/磷比恒定，是目前最为常用的人工骨。HA是一种自然存在的钙磷灰石，化学方程式为$Ca_{10}(PO_4)_6(OH)_2$（图5.4）。HA存在于人类骨骼组织中，占比约50%。HA具有出色的骨传导性和骨整合特性。HA的力学特性与松质骨类似，抗张力和抗剪切力性能差，抗压缩性能良好。HA微孔（直

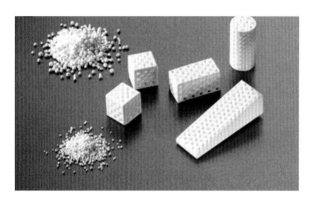

图5.4　人工骨

径大于100 μm）结构丰富，微孔之间相通，有利于骨祖细胞的黏附、增殖、分化和血管再生、新骨形成。HA的钙/磷比相对较高，结晶度高。HA的体内降解速度慢。体外实验表明，植入兔松质骨的多孔的HA柱状体，在6个月后仅降解5.4%。因此，HA更常用于植入机械应力低的部位。

为克服上述困难，学者们使用纳米晶体技术制作HA。纳米晶体HA的烧成温度更高，表面积/体积比更大，体内吸收也加快。另外，为增强HA的力学性能，学者们添加了碳纳米管。然而，这些新技术仍然处于探索阶段，尚未大规模应用于临床。

在临床实践中，腰椎后外侧融合时，HA与自体骨混用，融合率似乎是满意的。但当其单独应用于椎体间融合时，融合率低下，内固定相关并发症发生率高。因此，尽管证据相对不足，但HA不应单独应用于椎体间融合。

TCP最早由Albee于1920年报道，化学方程式为$Ca_3(PO_4)_2$，钙/磷比为1.5，低于HA，因而降解和体内吸收速度高于HA。TCP具有更为丰富的孔隙结构，因而力学性能也相对较差。

植入体内后，大部分TCP会在6~24个月内降解。体外实验表明，植入兔的松质骨6个月后，85.4%的TCP降解。但TCP植入体内后，由于热动力学不稳定，部分TCP将被转变为HA而难以降解。因此，TCP适用于填充创伤或良性肿瘤导致的骨缺损，但鉴于其降解的不稳定性，作为骨替代材料则应慎重。

临床实践中，TCP和自体骨混用于腰椎后外侧融合或椎体间融合时，其融合率与自体髂骨类似。但目前研究较少，仍有待大规模的临床应用以观察其临床应用效果和安全性。

骨形态发生蛋白

目前脊柱外科中使用的促进骨融合的材料主要为骨形态发生蛋白。骨形态发生蛋白属于转化生长因子β超家族的成员。骨形态发生蛋白最早由Urist等报道其具有成骨作用，但当时提取和纯化产量有限，应用较为受限。得益于基因重组技术，人重组蛋白在20世纪90年代得以大规模生产并随后得到了大规模应用。目前美国FDA批准的重组人类骨形态蛋白主要包括rhBmp-2和rhBmp-7。其中重组人类骨形态发生蛋白2具有可溶性，在单独使用时失去活性，因此必须将它放在载体上使其缓慢释放。

已有大量关于rhBmp的临床研究。Boden等进行了前瞻性随机对照研究，比较了rhBmp-2在腰椎后外侧融合中的应用。5名患者使用了自体髂骨作为植骨材料，20名患者使用了以羟基磷灰石和磷酸三钙为载体的20 mg的rhBmp-2，1年随访时发现rhBmp-2组的融合率显著高于自体髂骨组（100%：40%）。Dimar等进行了较大样本的前瞻性随机对照研究，纳入了共计463名接受后外侧腰椎椎体间融合术的患者（239名使用rhBmp-2，224名使用自体髂骨），2年随访时发现rhBmp-2组的融合率高于自体髂骨组（96%：89%，P=0.014）。Burkus等纳入了279名椎体间融合患者（143名rhBmp-2组患者，以可吸收胶原海绵为载体，136名自体髂骨组患者），rhBmp-2组的融合率也高于自体髂骨组（94.5%：88.7%）。Delawi纳入了113名腰椎后外侧融合患者（57例采用rhBmp-7，56例采用自体髂骨），1年随访时发现rhBmp-7组的融合率低于自体髂骨组（54%：74%）。Vaccaro等纳入了257名腰椎后外侧融合患者（183例采用rhBmp-7，74例采用自体髂骨），2年随访时，rhBmp-7组的融合率低于自体髂骨组（71.0%：83.3%）（图5.5）。因此，rhBmp-2可有效应用于腰椎椎间植骨融合，但rhBmp-7的临床效果仍待进一步临床研究来评估。

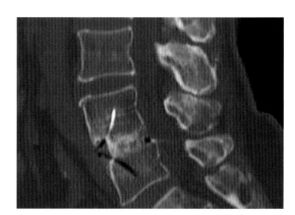

图5.5 异体骨+Bmp移植融合术术后5个月

■ 参考文献

1. Buser Z, Brodke DS, Youssef JA, et al. Synthetic bone graft versus autograft or allograft for spinal fusion: a systematic review. J Neurosurg Spine, 2016,25(4):509-516.

2. Stark JR, Hsieh J, Waller D. Bone Graft Substitutes in Single- or Double-Level Anterior Cervical Discectomy and Fusion: A Systematic Review. Spine (Phila Pa 1976), 2019,44(10):E618-E628.

3. Tuchman A, Brodke DS, Youssef JA, et al. Autograft versus Allograft for Cervical Spinal Fusion: A Systematic Review. Global Spine J, 2017,7(1):59-70.

4. Chau AM, Xu LL, Wong JH, et al. Current status of bone graft options for anterior interbody fusion of the cervical and lumbar spine. Neurosurg Rev, 2014, 37(1):23-37.

5. Niu CC, Tsai TT, Fu TS, et al. A comparison of posterolateral lumbar fusion comparing autograft, autogenous laminectomy bone with bone marrow aspirate, and calcium sulphate with bone marrow aspirate: a prospective randomized study. Spine (Phila Pa 1976), 2009,34(25):2715-2719.

6. Wang W, Yeung KWK. Bone grafts and biomaterials substitutes for bone defect repair: A review. Bioact Mater, 2017,2(4):224-247.

7. Mukherjee S, Nandi SK, Kundu B, et al. Enhanced bone regeneration with carbon nanotube reinforced hydroxyapatite in animal model. J Mech Behav Biomed Mater, 2016,60:243-255.

8. Hsu CJ, Chou WY, Teng HP, et al. Coralline hydroxyapatite and laminectomy-derived bone as adjuvant graft material for lumbar posterolateral fusion. J Neurosurg Spine, 2005,3(4):271-275.

9. Acharya NK, Kumar RJ, Varma HK, et al. Hydroxyapatite-bioactive glass ceramic composite as stand-alone graft substitute for posterolateral fusion of lumbar spine: a prospective, matched, and controlled study. J Spinal Disord Tech, 2008,21(2):106-111.

10. Dai LY, Jiang LS. Single-level instrumented posterolateral fusion of lumbar spine with beta-tricalcium phosphate versus autograft: a prospective, randomized study with 3-year follow-up. Spine (Phila Pa 1976), 2008,33(12):1299-1304.

11. Lechner R, Putzer D, Liebensteiner M, et al. Fusion rate and clinical outcome in anterior lumbar interbody fusion with beta-tricalcium phosphate and bone marrow aspirate as a bone graft substitute. A prospective clinical study in fifty patients. Int Orthop, 2017,41(2):333-339.

12. Ye F, Zeng Z, Wang J, et al. Comparison of the use of rhBMP-7 versus iliac crest autograft in single-level lumbar fusion: a meta-analysis of randomized controlled trials. J Bone Miner Metab, 2018,36(1):119-127.

13. Yoo JS, Ahn J, Patel DS, et al. An evaluation of biomaterials and osteobiologics for arthrodesis achievement in spine surgery. Ann Transl Med, 2019, 7(Suppl 5):S168.

14. Liu S, Wang Y, Liang Z, et al. Comparative Clinical Effectiveness and Safety of Bone Morphogenetic Protein Versus Autologous Iliac Crest Bone Graft in Lumbar Fusion: A Meta-analysis and Systematic Review. Spine (Phila Pa 1976), 2020,45(12):E729-E741.

15. Delawi D, Jacobs W, van Susante JL, et al. OP-1 Compared with Iliac Crest Autograft in Instrumented Posterolateral Fusion: A Randomized, Multicenter Non-Inferiority Trial. J Bone Joint Surg Am, 2016,98(6):441-448.

16. Galimberti F, Lubelski D, Healy AT, et al. A Systematic Review of Lumbar Fusion Rates With and Without the Use of rhBMP-2. Spine (Phila Pa 1976), 2015, 40(14):1132-1139.

前路腰椎椎体间融合术的适应证与禁忌证

1906年Muller W应用前路经腹膜入路治疗腰椎滑脱症获得满意疗效，至此拉开了前路腰椎椎体间融合术的序幕。但是，当ALIF在临床上大范围开展后，脊柱外科医生们逐渐发现ALIF相关的并发症多且严重，例如腹部血管损伤、逆向射精等。随着其他微创脊柱外科技术的开展，ALIF逐渐被取代。最近十几年，随着脊柱外科医生对临床解剖学研究的深入、手术技巧的提高以及手术器械的改进，ALIF在脊柱外科领域的应用再次受到青睐。ALIF不仅能通过切除椎间盘获得椎管减压的效果（直接减压），而且能通过恢复椎间隙及椎间孔高度获得椎管减压（间接减压），从而获得满意的临床疗效。与其他手术入路相比，ALIF手术不仅能显著减少腰椎椎旁肌肉的损伤、减少手术中对神经根的牵拉、保留腰椎后柱结构，而且能更充分地显露腰椎椎间盘。ALIF手术中椎间盘显露清晰、显露范围大，可带来以下2种优势：①允许ALIF手术中较大范围地切除椎间盘，纤维环切口更加宽阔，允许植入更为宽大的椎间融合装置。宽大的融合装置能减少骨性终板所

受压强，降低术后融合装置沉降的风险，同时也增加了植骨面积及手术节段稳定性。②ALIF手术中可以将融合装置放在更加合理的位置。融合装置安装在靠近腰椎间隙前缘位置，能显著恢复腰椎前凸角度；融合装置安装在靠近椎间隙后缘位置，可增加腰椎后柱结构的纵向伸展，更好地降低黄韧带厚度、增加椎间孔高度、缓解腰椎小关节间隙压力，达到有效的间接减压效果；融合装置放置在椎间隙一侧，可有效矫正腰椎侧弯角度。基于ALIF的各项优点，ALIF已被应用于治疗腰椎滑脱症、后路腰椎椎体间融合手术融合失败后的翻修手术、退变性脊柱侧弯、腰椎管狭窄症、腰椎失稳症、腰椎间盘源性腰痛等。ALIF手术是通过切除病变节段椎间盘获得椎管直接减压并获得椎间关节松解，同时通过恢复椎间隙与椎间孔高度获得间接减压。然而，直接减压是在直视下完成，减压充分且确切。而间接减压是否充分，在术中无法获得直接证据，多是在术后复查腰椎MRI时才能评价间接减压效果。因此，在选择进行ALIF之前，要严格掌握手术适应证。

前路腰椎椎体间融合术的适应证

■ 手术节段选择

目前，临床上应用比较广泛的是经腹膜外间隙入路实施ALIF手术。由于受到膈脚、肾脏血管等解剖因素的影响，手术节段适合选择L2~S1节段。L5/S1节段，手术切口可选择左侧或右侧，但是一般以选择右侧为主，主要是因为右侧髂总静脉位于髂总动脉的外侧（静脉较动脉更容易被手术操作损伤），上腹下丛更靠近椎间盘左侧，如果选取左侧入路，容易损伤上述2个解剖结构。另外，L5/S1节段选择右侧切口也为L2~L5节段椎间盘的后续手术预留了空间（L2~L5节段选择腹直肌左侧切口）。由于下腔静脉位于腹主动脉右侧，所以L2~L5节段选择腹直肌左侧切口，能降低血管损伤的风险（图6.1）。

■ 疾病种类

腰椎管狭窄症

手术治疗腰椎管狭窄症主要是以最小的代价针对病理变化进行精确地切除/切开并重建。术前掌握腰椎管狭窄症的病理生理变化非常重要。腰椎管狭窄症的分型有以下几种：①腰椎管狭窄症以发病原因分型可分为2大类，即发育性椎管狭窄及获得性椎管狭窄。②以狭窄部位为基础的分型：中央管狭窄、侧隐窝狭窄、椎间孔狭窄。③以病理形态学为基础的分型：黄韧带肥厚、小关节增生、骨赘形成、椎间盘突出、关节囊囊肿、医源性植入物等。将上述3种情况综合起来分析，即可得到比较确切的腰椎管狭窄病理生理学改变，为手术治疗确定

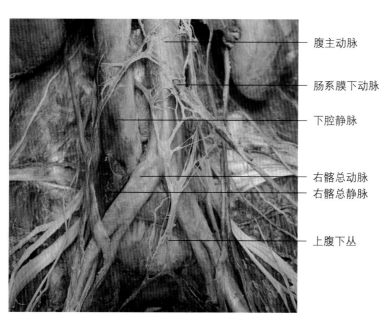

腹主动脉

肠系膜下动脉

下腔静脉

右髂总动脉
右髂总静脉

上腹下丛

图6.1 腰椎前血管和神经

"靶点"。基于以上病理变化，ALIF手术处理腰椎椎管狭窄症的原理有以下几种：①ALIF手术切除范围仅为硬膜囊腹侧结构，而硬膜囊背侧结构无法切除，因此对于腰椎间盘突出导致的腰椎管狭窄，可以通过ALIF解决（图6.2）。②影像学研究发现，ALIF术后手术节段椎间孔横截面积平均增加了67%，因此腰椎管狭窄症（椎间孔型）可通过ALIF手术治疗。③ALIF手术间接减压效果与术前腰椎前凸角度有显著关系，前凸角度越大（尽量将椎间融合装置放置在椎间隙后方）间接减压效果越好。④术前患者站立位腰腿痛严重，而平卧位休息时腰腿痛显著缓解者，间接减压可获得比较满意的临床疗效，该类患者可接受ALIF手术。⑤椎间盘退变导致椎间隙塌陷，进而出现黄韧带褶皱、椎间孔狭窄，导致腰椎管狭窄。此时我们认为当椎间隙塌陷高度超过正常椎间隙高度50%以上

时，轻度增厚的黄韧带可通过恢复椎间隙高度而变薄，从而达到间接减压效果（图6.3）。⑥腰椎管间接减压与术前腰椎管狭窄程度有关，我们认为腰椎管狭窄程度为A和B级（Schizas分级）的患者可接受ALIF手术（图6.4）。

腰椎滑脱症与腰椎失稳症

1991年，Marchetti将腰椎滑脱分为发育性腰椎滑脱、获得性腰椎滑脱两大类。将发育性腰椎滑脱分为低度发育不良（合并峡部裂、合并峡部延长）、高度发育不良（合并峡部裂、合并峡部延长）两种。将获得性腰椎滑脱分为创伤性腰椎滑脱、退变性腰椎滑脱、病理性腰椎滑脱、手术后腰椎滑脱。临床中以退变性腰椎滑脱及低度发育不良性滑脱最为常见。腰椎滑脱严重程度根据Meyerding法可分为4度，一般认为Ⅰ、Ⅱ度为轻度滑脱，Ⅲ、Ⅳ度为重度

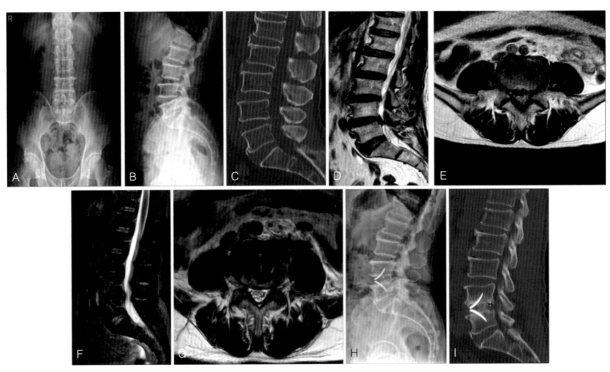

图6.2　A，B. 术前腰椎X线正、侧位片。C. 术前腰椎CT。D，E. 术前腰椎MR。F，G. 术后3天复查腰椎MR。H. 术后1个月复查腰椎侧位X线片。I. 术后3个月复查腰椎CT

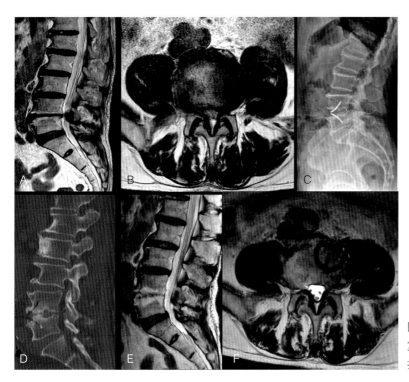

图6.3　A，B. 术前腰椎MRI。C. 术后3天复查腰椎X线片。D. 术后1年复查腰椎CT平扫。E，F. 术后4年复查腰椎MRI

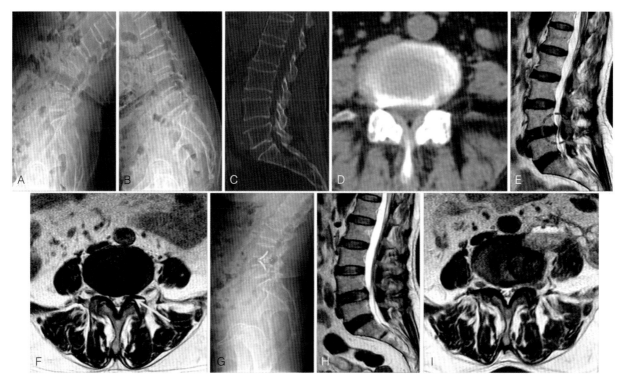

图6.4　A，B. 术前腰椎动力位X线片。C，D. 术前腰椎CT平扫。E，F. 术前腰椎MRI示腰椎管狭窄程度为Schizas分级A级。G. 术后复查腰椎侧位X线片。H，I. 术后复查腰椎MR

滑脱。退变性腰椎滑脱病理生理改变：随着椎间盘退变逐渐加重，椎间隙出现塌陷、小关节松弛，导致责任节段上位椎体相对于下位椎体向前滑移，进而出现责任节段失稳、椎间盘突出、黄韧带肥厚、小关节增生内聚。随着退变的加重，部分病例腰椎失稳节段可自发稳定在不同程度的滑脱状态；部分病例责任节段无法达到稳定，滑脱将进一步加重。退变性腰椎滑脱症患者可出现腰椎失稳及腰椎管狭窄两种症状。手术的主要目的是扩大椎管容积、解除神经压迫，重建腰椎稳定性。Jun Sato等通过对20例退变性腰椎滑脱症患者手术前后影像学资料及临床症状的分析［手术方案为斜方入路椎体间融合术（oblique lumbar interbody fusion，OLIF）+经皮椎弓根螺钉固定］，认为该手术方式能有效增加椎间隙高度、椎管面积（横截面及矢状面）；使突入椎管内的椎间盘体积显著变小；使黄韧带受到纵向牵拉而变薄。由于这些间接减压效果的综合作用，术后患者的临床症状显著改善，因此作者认为OLIF+后路椎弓根螺钉固定是治疗退变性腰椎滑脱症的有效方法。与OLIF相比较，ALIF不仅有间接减压作用而且还有直接减压作用，因此我们认为ALIF手术更能适用于退变性腰椎滑脱症（图6.5）。作者所在医院经过多年临床实践也证明，ALIF是治疗退变性腰椎滑脱症的常用手术方法之一。但是，由于ALIF术中仅能通过切除椎间盘及部分前/后纵韧带等组织获得单关节松解，而后方的2个小关节未能获得松解，所以对于腰椎滑脱复位的能力相对较弱。对于退变性腰椎滑脱症手术适应证的选择，我们主要是根据以下几点：①站立位X线片提示为轻度滑脱，该类患

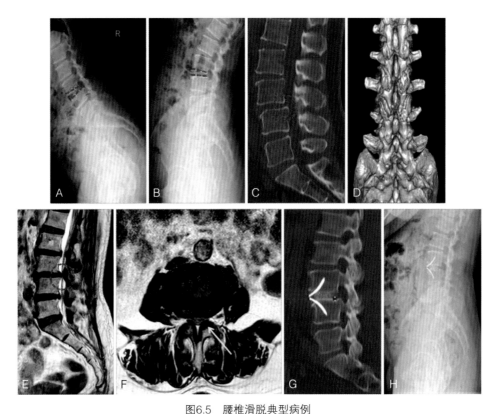

图6.5　腰椎滑脱典型病例

A，B. 术前腰椎动力位X线片。C，D. 术前腰椎CT平扫+三维重建示未见腰椎峡部裂。E，F. 术前腰椎MR。G. 术后复查腰椎CT。H. 术后复查腰椎侧位X线片

者可允许原位融合，对滑脱复位要求不高。②站立位X线片提示为重度滑脱，但是在过伸位X线片上滑脱程度能变为轻度滑脱/完全复位。③术前对椎管减压效果的评估，可获得满意减压效果（可根据腰椎管狭窄症部分进行分析）。峡部裂性腰椎滑脱病理生理改变主要包含以下部分：①峡部裂性腰椎滑脱具有与退变性腰椎滑脱相同的病理生理改变，即腰椎失稳及腰椎管狭窄。②腰椎峡部断端瘢痕形成，在腰椎滑脱的基础上可造成对神经根的压迫。③血管及神经长入断端的瘢痕组织，当腰椎活动时引起峡部断端的异常活动，从而引起腰痛。虽然ALIF手术通过增加椎间隙及椎间孔高度、腰椎滑脱复位、纵向牵拉黄韧带等，可重建腰椎前中柱稳定性及解除椎管狭窄，但是其无法固定断裂的峡部断端，无法缓解因峡部异常活动引起的临床症状。因此，对于峡部裂性腰椎滑脱症，

我们应当慎重使用ALIF手术。

腰椎失稳症的定义是，正常生理载荷下腰椎功能单位的活动度超过正常范围，因此而引起的一系列症状称为腰椎失稳症。其诊断标准：在过伸—过屈位X线片上责任节段椎间隙角度变化大于15°或上位椎体前后滑移距离超过3 mm。一方面，腰椎失稳症早期很少伴有神经根受累的症状，因此治疗腰椎失稳症的主要原理为重建腰椎稳定性，而无须进行椎管减压。另一方面，腰椎生物力学研究提示，腰椎前中柱负担了腰椎80%的生理载荷，而后柱结构只承担了腰椎20%的生理载荷。基于ALIF手术的各项优点，ALIF手术就成为治疗腰椎失稳症的首选方案（图6.6）。尤其是融合器带有锚定板/螺钉等稳定部件的手术材料在ALIF手术中的应用，更加简化了ALIF的手术操作。

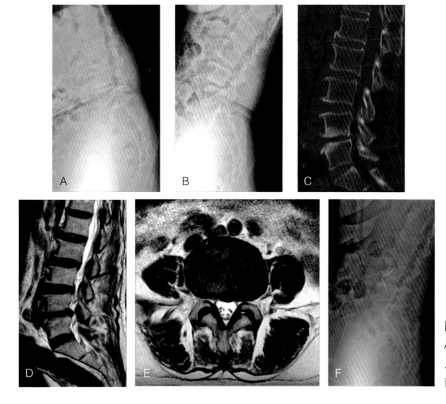

图6.6 腰椎失稳典型病例
A，B. 术前过伸过屈位腰椎X线平片。C. 术前腰椎CT平扫。D，E. 术前腰椎MR。F. 术后复查腰椎X线片

腰椎间盘源性腰痛

1986年，Crock提出腰椎间盘髓核变性致纤维环应力分布失衡和内层纤维环破裂是其病理基础。纤维环撕裂后出现组织损伤后正常的修复过程，血管肉芽组织试图去愈合伤口，但因椎间盘缺乏血供和始终处于应力状态，导致其难以愈合。另外，因椎间盘组织的抗原特性，损伤后可能激发免疫炎症反应。腰椎间盘内部的病变引起的腰痛定义为腰椎间盘源性腰痛。腰痛的机制主要包括化学机制和力学机制，但以化学机制为主。病变椎间盘内的炎性介质含量/压力异常升高。当椎间盘内炎性介质作用于椎间盘纤维环上分布的神经组织，在轻微的机械压力刺激下即可引起腰痛。这些炎性介质包括肿瘤坏死因子（TNF-α）、白介素（IL-1α）、一氧化氮（NO）、磷脂酶A2（PLA2）、前列腺素（PG）、转化生长因子（TGF-β）、胰岛素样生长因子（IGF）、表皮生长因子（EGF）、成纤维细胞生长因子（FGF）等。手术治疗腰椎间盘源性腰痛的机制是清除病灶，重建腰椎稳定性。基于ALIF手术入路优势：可保留腰椎后柱结构，减少对椎管内神经组织的牵拉，减少术后椎管内瘢痕组织形成，减少椎弓根钉棒相关并发症等；对椎间盘良好的显露，对椎间盘处理的彻底性，对腰椎前、中柱稳定性的重建；以及能有效恢复腰椎矢状面平衡等，ALIF是治疗腰椎间盘源性腰痛的有效方案（图6.7）。

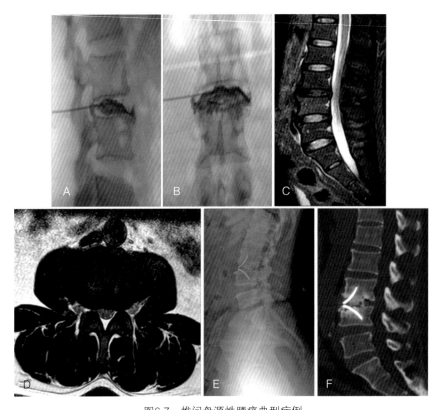

图6.7　椎间盘源性腰痛典型病例

A，B. 术中腰椎间盘造影。C，D. 术前腰椎MR。E. 术后复查腰椎X线片。F. 术后复查腰椎CT

后路腰椎椎体间融合术融合失败后的翻修手术

后路腰椎椎体间融合术是目前治疗腰椎退变性疾病的主要术式。虽然随着手术技术的提高及手术器械的改良，手术并发症发生率已经显著降低，但是术后椎间植骨不融合仍是困扰临床医生的主要问题。腰椎椎间植骨不融合可导致骨性终板破坏，融合器沉降，椎弓根螺钉松动、断裂，最终导致手术失败，出现顽固性腰痛等症状。对于此种情况，选择从后路进行翻修手术将进一步损伤腰椎后方的肌肉、韧带等组织，加重腰椎失稳等情况。由于已实施过后路腰椎椎管减压术，椎管内有大量瘢痕组织与神经根及硬膜囊粘连，翻修手术极为困难且并发症较多。后路腰椎手术中椎管内可操作空间狭小，不利于取出椎间融合器及再次行椎间植骨融合。基于ALIF手术的优点，ALIF手术能从脊柱前方清晰地显露椎间盘，清除椎间隙内融合器、瘢痕组织及剩余的椎间盘组织，为再次植骨准备好植骨床。ALIF手术允许植入宽大的融合器，融合器/植骨块与骨性终板接触面积较大，能有效防止融合器再次出现沉降；通过前路钉棒/钉板系统（椎体侧方）或者融合器自身的锚定系统，进一步增加手术后节段稳定性（图6.8）。

复发性腰椎间盘突出症

复发性腰椎间盘突出症，是指腰椎间盘髓核摘除术后临床症状缓解6个月以上，原手术节段残留的椎间盘组织于手术同侧或对侧再次突出引发神经症状。文献报道的复发率为5%~11%。目前对其复发原因、手术指征及手术治疗原则等仍存在争议。如再次采取后入路手术治疗复发性腰椎间盘突出症，无论是同侧症

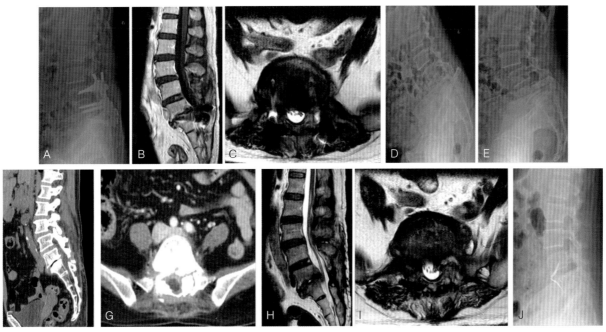

图6.8 复发性腰椎间盘突出症术后翻修典型病例

A. 后路融合术后腰椎侧位X线片。B，C. 后路融合术后腰椎MRI示椎间盘再次突出。D，E. 拆除内固定后复查腰椎动力位X线片。F~I. ALIF术前腰椎CT及MRI示腰椎间盘突出。J. 利用ALIF技术翻修后复查腰椎侧位X线片

状还是对侧症状，手术操作必然会侵犯更多的椎板、关节突等腰椎后柱结构，加大了腰椎不稳的风险，因此部分患者需要进行腰椎椎体间融合术。同时，再次手术时椎管内有大量瘢痕组织、解剖结构紊乱，增加了后路手术难度，容易出现硬膜破裂及神经根损伤等风险。前入路手术可避免上述问题，从前方直接切除病变的椎间盘等组织，可降低手术并发症的发生率（图6.9）。

TLIF/PLIF术后邻近节段退变性疾病

经腰椎间孔椎体间融合术（transforaminal lumbar interbody fusion，TLIF）/后路腰椎椎体间融合术（posterior lumbar interbody fusion，PLIF）是目前治疗腰椎退变性疾病的主要术式，其有效性已得到广泛认可，但是其术后邻近节段退变（adjacent segment degeneration，ASD）的发生率为4%~18.9%。由于自然退变和/

或医源性损伤导致术后邻近节段退变，术后再次出现腰痛/下肢疼痛、麻木等症状称为邻近节段退变性疾病，部分患者需再次手术治疗，对于临床医生来说，这是一个比较棘手的问题。采用TLIF/PLIF术式治疗邻近节段退变性疾病，需要显露并拆除原有椎弓根钉棒系统，再向上延伸切口进行责任节段的减压、融合及固定。这将进一步毁损腰背部肌肉组织、骨—肌腱、腰椎附件及邻近节段的关节囊等结构，增加了术后出现慢性腰背部疼痛及再次出现ASD的风险。如采用ALIF手术，则可避免拆除原有的钉棒系统，保护腰背部肌肉及骨—肌腱等结构（图6.10）。

退变性脊柱侧弯

退变性脊柱侧弯伴/不伴神经根症状是比较常见的老年性疾病。退变性脊柱侧弯是由于椎间盘、小关节、韧带等结构的左右不对称性

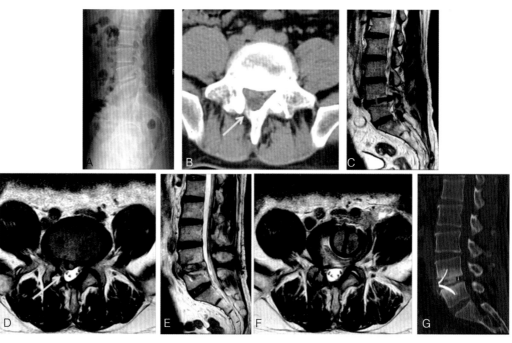

图6.9 复发性腰椎间盘突出症典型病例
A. ALIF术前腰椎侧位X线片。B. ALIF术前腰椎CT示腰椎后路手术术后状态。C，D. ALIF术前腰椎MRI示L4/5节段复发腰椎间盘突出。E，F. ALIF术后复查腰椎MR。G. ALIF术后复查腰椎CT

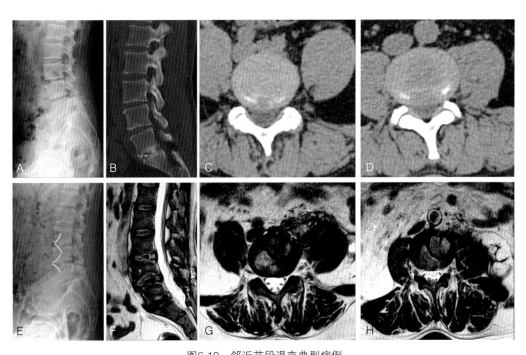

图6.10　邻近节段退变典型病例

A. L5/S1融合术后腰椎侧位X线片。B~D. L5/S1融合术后腰椎CT示邻近节段退变。E. ALIF术后3天复查腰椎侧位X线片。F~H. ALIF术后1个月复查腰椎MR

退变而出现的畸形，可导致椎管和神经根管容积变小、腰椎失稳以及畸形等改变，出现以腰痛及神经根性疼痛、麻木为主要特点的临床疾病，一般不伴有明显的椎体旋转。由于退变性脊柱侧弯多发生于中老年人，而该人群多数伴有心血管疾病、椎管狭窄、肌肉功能下降等情况。目前治疗退变性脊柱侧弯的术式主要为TLIF/PLIF/OLIF/XLIF。但是，以上各种手术均有各自的优缺点。TLIF/PLIF虽然具有较强的畸形矫正能力，但是其对椎旁软组织的破坏有可能进一步加重术后腰背部疼痛。尤其是对消瘦患者，术后钉尾对肌肉及皮肤的刺激，也是不容忽视的问题。OLIF/XLIF虽然具有一定的矫形能力，但是其对伴有椎管狭窄症状的患者，减压效果是不确切的（其为间接减压），而且对椎间关节的松解也具有一定的局限性。ALIF手术能切除前纵韧带、大部分椎间盘（包括纤维环）及后纵韧带，同时可向椎间盘两侧进行

有效松解，因此其松解椎间关节的能力要略优于OLIF/XLIF。同时ALIF具有直接减压及间接减压2种功能，可有效进行椎管减压，解除由腰椎管狭窄引起的临床症状。另外，ALIF手术显露及松解椎间盘范围较大，融合装置可根据侧弯情况尽量置于凹侧，有利于更好地矫形。但是，由于ALIF手术仅能处理腰椎前中柱病变，对脊柱后柱结构的病变无法处理，而且ALIF不能像椎弓根钉棒系统一样可获得三柱矫形的能力，因此其矫形能力是有限的。伴有严重的脊柱侧弯时，是不适合应用ALIF手术的。因此，脊柱侧弯顶椎位于L2~L4，且顶椎旋转程度不超过Ⅲ度（Nash-Moe测量法），可根据情况选择ALIF手术（图6.11）。

腰椎间盘突出症

腰椎间盘突出症患者，经严格保守治疗3个月无效或发病时已有严重的下肢肌力损害，应

选择手术治疗。当腰椎间盘突出症临床症状以腰痛为主且影像学检查提示腰椎小关节间隙增宽、椎间隙严重变形（前窄后宽）、终板退变严重，可选择融合手术（图6.12）。

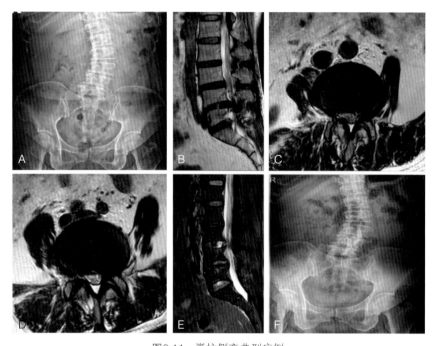

图6.11　脊柱侧弯典型病例

A. 术前腰椎正位X线片。B~D. 术前腰椎MR。E.术后复查腰椎MR。F. 术后复查腰椎正位X线片

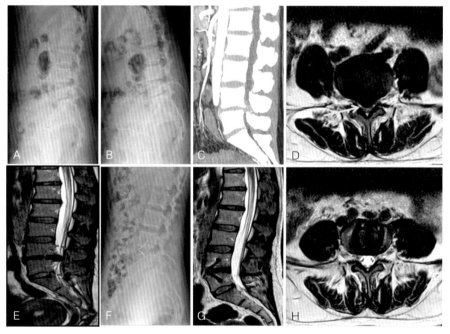

图6.12　巨大腰椎间盘突出典型病例

A，B. 术前腰椎动力位X线片未见腰椎滑脱。C. 术前腰椎CT未见后纵韧带骨化。D，E. 术前腰椎MRI示L4/5巨大椎间盘突出，相应节段硬膜囊受压。F. 术后3天复查腰椎侧位X线片。G，H. 术后半年复查腰椎MR

前路腰椎椎体间融合术的禁忌证

■ 需要后路直接减压、固定的疾病

严重的腰椎管狭窄（小关节及黄韧带增生明显，前路无法彻底减压）

腰椎管狭窄症可按每个病变椎体的受累部位进行分类，具体可分为：中央型椎管狭窄、侧隐窝型椎管狭窄、椎间孔型椎管狭窄以及椎间孔外型（远侧出口型）椎管狭窄。中央管型狭窄是指受累区域为2个关节突之间，这个区域通常是由硬膜囊及其内容物占据。此区的狭窄通常是由突出的椎间盘和/或增厚的黄韧带所致。有症状的中央型椎管狭窄可造成神经源性跛行和大小便障碍。侧隐窝也称为"李氏入口区"，它起于硬膜囊外侧，延伸至椎弓根的内侧缘。神经根在此处离开硬膜囊，向外走行于上关节突关节之下。侧隐窝的边界：外侧是椎弓根，背侧是上关节突，腹侧是椎间盘和后纵韧带复合体，内侧是中央管。小关节突的关节炎常导致侧隐窝处的狭窄，并有椎体骨赘形成及椎间盘的病变。椎间孔是上下椎弓根之间的区域，背侧的神经根节和腹侧的运动神经根占据此区域的30%。椎间孔区也是硬膜囊移行为神经外膜的区域。此区狭窄的原因是椎弓峡部的骨折伴纤维软骨增生，或者是外侧型的椎间盘突出。黄韧带的增厚有时可突入椎间孔，并可能伴有椎弓峡部下表面的骨赘，尤其是当椎间孔的高度小于15 mm且椎体后侧的高度小于4 mm时。出口区指的是关节突外侧的区域。此区有神经根，并可能因"极外侧型"椎间盘突出、脊柱向前滑脱及伴发的半脱位，或小关节突关节炎而受压。

因此，无论是从解剖学的角度，还是从发病机制的角度来说，如果腰椎管狭窄是由于小关节及黄韧带明显增生或神经根管受压所导致的，那么此类腰椎管狭窄是不能运用ALIF技术进行减压的。尤其是当黄韧带肥厚严重，但是椎间隙高度正常时，通过ALIF手术间接减压是不可取的。

退变性滑脱程度大于Ⅱ度的腰椎滑脱（Meyerding分级标准）

根据椎体滑脱的程度，Meyerding提出了广泛使用的滑脱分级，根据受累节段的滑移量对滑脱的严重程度进行了简单的量化。该分级将尾侧椎体的上终板分为4等份。根据头侧椎体的后缘与尾侧椎体上终板4个等份之间的相对位置，划分为5个等级。如果腰椎的滑脱程度大于Ⅱ度，将导致椎管的矢状径减小。此外，滑脱发生后，椎间可出现骨赘形成、关节突增生、韧带肥厚骨化等再稳定机制。滑脱常伴椎间盘的膨出或突出，这些因素最终都可能导致腰椎管狭窄，进而出现神经受压的临床表现。当患者腰椎滑脱大于Ⅱ度，且术前在前屈—后伸位X线片上无任何复位迹象，则不适合应用ALIF手术。因为ALIF手术仅能松解三关节复合体中的前方关节（椎间盘），而对于后方的2个关节（关节突关节）则无松解作用，术中复位的可能性极小。在这种情况下，不仅椎管减压不能达到满意效果，而且植骨床也相对较小（上下椎体重叠面积），不利于安装前路椎间融合器。

伴有峡部裂的腰椎滑脱

伴有峡部裂的腰椎滑脱患者是腰椎滑脱患者中的第二大群体，仅次于退变性滑脱患者。大多数峡部裂性滑脱患者的滑脱程度较小（<50%的滑脱率）；90%~95%发生在L5~S1节段，5%~8%在L4~L5节段，越向头端，发生率越低。其典型表现是患者轴性腰痛，一般为分布在L5节段的力学性和根性疼痛。力学性疼痛起源于峡部裂，也可起源于椎间盘，这类滑脱往往退变较早，因为施加于腰椎间盘上异常的应力导致脊柱失去稳定性。涉及L5神经根的根性疼痛，可以由几种不同的病理机制产生。随着椎间盘退变及高度的丢失，椎间孔的横截面积减小，给神经根留下的空间减小。纤维环仍然附着于上位椎体的下终板，随着椎体的前移，纤维环开始位于椎体后（假性突出），占据了椎间孔的位置。另外，在缺损处形成的假性关节包括软骨、骨以及纤维组织，所有这些结构占据了椎间孔。因此，椎间孔的横截面积减小有两个原因，一是由于椎间盘高度丢失和假性突出，二是纤维软骨组织假关节的存在。如果在受累节段有滑移不稳定，会导致神经根受牵拉，从而也会导致根性症状。

ALIF技术不能解除假性关节处软骨、骨及纤维组织对椎间孔的压迫。因此，ALIF技术用于峡部裂性腰椎滑脱时需谨慎。

巨大的脱出并游离的腰椎间盘，前路无法彻底减压

腰椎间盘脱出是指纤维环完全破裂，髓核组织通过破口突入椎管，部分在椎管内，部分尚在纤维环内。此类型不仅可引起神经根损害，而且常出现硬膜囊压迫而导致马尾神经损害。而游离的椎间盘是指髓核组织从纤维环破口完全脱入椎管，在椎管内形成游离的组织。ALIF手术中，由于视角及操作空间受限，很难将脱入椎管内的髓核清理干净，可能导致术后残留临床症状。

■ 解剖学因素

1. 动脉炎性浸润或主髂动脉瘤，特别是在动脉需要移动的情况下。在ALIF手术的过程中很难避免要对腹部大血管进行移动，而对于患有这2种疾病的患者，因为他们的动脉壁变薄，且存在相应部位的大血管畸形，大大增加了主髂动脉破裂而大量失血的风险。因而，对于患有这2类疾病的患者，术者应该酌情考虑，是否采用ALIF技术。

2. 腹部血管及泌尿系统的解剖学变异（图6.13）。Kornafel等通过对201名患者进行计算机断层血管造影（CTA），发现88例（43.8%）患者腹主动脉分支存在解剖变异，83例（41.3%）患者存在肾动脉变异，9例（4.5%）患者存在腹腔干异常，其中肠系膜上动脉变异4例（2%）。但该研究并未发现肠系膜下动脉的解剖异常。

在进行腰椎前路手术时，腹部血管的异常是术者需要考虑的首要问题。如果术者在术前没有对腹部血管可能存在的异常进行仔细分析，可能会增加术中血管损伤的风险。因此，在术前对患者腹部血管进行MR或CT检查是很有必要的。而且，随着科技的进步，CT可以三维重建脊柱和血管的特定视图，给术者带来更加直观的印象，从而大大方便了对患者腹部血管进行有效评估。对于腹部血管及泌尿系统的解剖学变异较大的患者，术者应该根据自己的临床经验以及血管和泌尿系统的解剖变异程度，酌情考虑是否采用ALIF技术。

■ 腹部手术史

如果患者既往接受过腹部手术，术者在选择ALIF手术前应详细询问腹部手术情况。如确定腹部手术已经累及腹膜后间隙（如肾切除

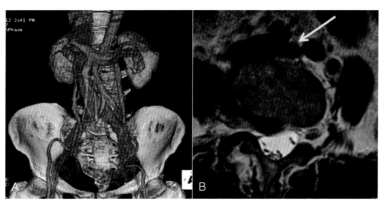

图6.13　腹部血管畸形CTA/CTV（动静脉血管成像）

术、输尿管切开取石术、结肠手术、腹部肿瘤等），尤其是在ALIF手术同侧，应当放弃选择ALIF。腹部手术后瘢痕粘连等情况，将极大增加ALIF手术显露的难度，增加手术风险。

患者的一般情况

1. 腹部肥胖的患者可能禁忌应用腰椎前路手术。无论是经腹入路还是腹膜外入路，都需要剥离腹部脂肪。如果患者过于肥胖，不仅会给显露带来困难，术后甚至可能会增加脂肪液化和感染的风险。因此，如果患者过于肥胖，术者应酌情考虑是否采用ALIF技术。

2. 患者身体情况差、基础疾病较多，无法耐受全麻手术。

3. 如果患者有近端静脉炎和肺栓塞的病史，在L4/5或L5/S1节段进行腰椎前路手术是不被允许的。因为在这2个节段进行腰椎前路手术时，可能需要进行静脉动员，这会增加出现血管意外的风险。

4. 如果患者经历过放射治疗，特别是经历过髂部血管周围淋巴放射性治疗的患者，也是禁止任何腰椎前路手术的。

5. 未婚、未育者。ALIF手术有可能伤及上腹下丛，导致术后男性出现逆向射精，女性出现阴道干涩。

严重的骨质疏松患者

临床上应用的腰椎前路椎间融合器分为有锁定装置/无锁定装置2种。无锁定装置的融合器，需联合后路/侧路螺钉系统进行内固定，以增加手术节段的稳定性，避免融合器松动、沉降，并增加植骨融合率，如患者骨质疏松严重，可行骨水泥椎体强化后再进行内固定手术，因此骨质疏松对该种情况影响较小。

当选择有锁定装置的前路腰椎融合器时，理论上不需再应用螺钉系统进行内固定。由于有锁定装置的融合器内固定装置细小，手术节段可视为半坚强固定，术后融合器的稳定性很大程度上依赖于邻近椎体的骨密度。如患者患有严重的骨质疏松，由于内固定强度较低，其稳定性无法保证。术后容易出现融合器沉降、终板破裂、植骨融合失败及邻近椎体骨折等情况。在这种情况下，重度骨质疏松可视为ALIF手术的禁忌证。

■ 参考文献

1. Tay BB, Berven S. Indications, techniques, and complications of lumbar interbody fusion. Semin Neurol, 2002, 22(2): 221-230.

2. Rao PJ, Ghent F, Phan K, et al. Stand-alone anterior lumbar interbody fusion for treatment of degenerative spondylolisthesis. J Clin Neurosci, 2015, 22(10): 1619-1624.

3. Brau SA. Mini-open approach to the spine for anterior lumbar interbody fusion: description of the procedure, results and complications. Spine J, 2002, 2(3): 216-223.

4. Allain J, Dufour T. Anterior lumbar fusion techniques: ALIF, OLIF, DLIF, LLIF, IXLIF. Orthop Traumatol Surg Res, 2020,106(1S): S149-S157.

5. Xu DS, Walker CT, Godzik J, et al. Minimally invasive anterior, lateral, and oblique lumbar interbody fusion: a literature review. Ann Transl Med, 2018, 6(6): 104.

6. Beng TB, Kotani Y, Sia U, et al. Effect of Indirect Neural Decompression with Oblique Lateral Interbody Fusion Was Influenced by Preoperative Lumbar Lordosis in Adult Spinal Deformity Surgery. Asian Spine J, 2019, 13(5): 809-814.

7. Khalsa AS, Eghbali A, Eastlack RK, et al. Resting Pain Level as a Preoperative Predictor of Success With Indirect Decompression for Lumbar Spinal Stenosis: A Pilot Study. Global Spine J, 2019, 9(2): 150-154.

8. Sato J, Ohtori S, Orita S, et al. Radiographic evaluation of indirect decompression of mini-open anterior retroperitoneal lumbar interbody fusion: oblique lateral interbody fusion for degenerated lumbar spondylolisthesis. Eur Spine J, 2017, 26(3): 671-678.

9. Phan K, Mobbs RJ. Sacrum fracture following L5-S1 stand-alone interbody fusion for isthmic spondylolisthesis. J Clin Neurosci, 2015, 22(11): 1837-1839.

10. Jin C, Xie M, He L, et al. Oblique lumbar interbody fusion for adjacent segment disease after posterior lumbar fusion: a case-controlled study. J Orthop Surg Res, 2019, 14(1): 216.

11. Berjano P, Lamartina C. Far lateral approaches (XLIF) in adult scoliosis. Eur Spine J, 2013, 22(Suppl 2): S242-S253.

12. Kornafel O, Baran B, Pawlikowska I, et al. Analysis of anatomical variations of the main arteries branching from the abdominal aorta, with 64-detector computed tomography. Pol J Radiol, 2010, 75(2): 38-45.

手术前评估与准备

术前影像资料评估

■ 腰椎X线片

1. 腰椎正位X线片　①需观察腰椎棘突、椎弓根影及椎体是否被破坏，排除感染、肿瘤等疾病。②进一步观察并测量腰椎椎体有无侧方滑移、腰椎侧弯、椎体旋转（图7.1A）。

2. 腰椎侧位X线片　①观察椎前线、椎后线及棘突线的线性关系是否良好，评估有无腰椎滑脱及其类型。②测量责任节段的邻近节段（头侧）椎间隙高度，根据邻近节段椎间隙高度确定术中采用的椎间融合器高度。如邻近节段均退变严重，椎间隙均有塌陷，则根据术中撑开情况确定融合器高度。融合器高度太小，无法撑开椎间隙，则无法获得满意的间接减压效果；融合器高度太大，则存在植入过程中破坏骨性终板的可能。③测量责任节段椎间隙前后径，确定术中选择融合器的前后径大小（图7.1B）。

3. 腰椎过伸—过屈位X线片　①评估手术节段有无失稳。②评估在过伸位时，腰椎滑脱是否能部分或者完全复位（图7.1C，D）。

■ 腰椎三维CT

1. 评估手术节段腹主动脉、下腔静脉、髂总血管是否存在钙化，如存在钙化则手术时需特别注意，尤其是静脉壁钙化，导致静脉壁缺乏弹性，术中手术操作极易造成血管破裂（图7.2A）。

2. 评估手术节段椎体前缘是否存在明显的骨赘，为手术中显露椎间盘做准备（图7.2B）。

3. 评估椎管内有无骨性占位（如黄韧带骨化、后纵韧带骨化、突出的椎间盘骨化等），术前需做好规划，避免减压不彻底（图7.2C）。

4. 评估责任节段腰椎小关节是否出现骨性融合，如已经出现骨性融合则术中滑脱复位及撑开椎间隙的程度就受到限制，需慎重选择ALIF手术（图7.3）。

■ 腹部大血管（动脉及静脉）造影

1. 排除动/静脉畸形。
2. 排除动脉瘤等疾病。
3. 排除血栓。
4. 明确腹主动脉—髂总动脉/髂总静脉—下腔静脉交汇点及血管走行与腰椎椎间盘的关系（图7.4）。

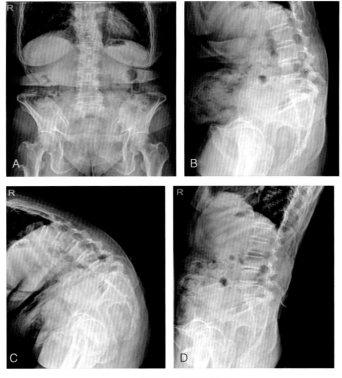

图7.1　腰椎X线片

A. 正位X线片。B. 侧位X线片。C. 过屈位X线片。D. 过伸位X线片

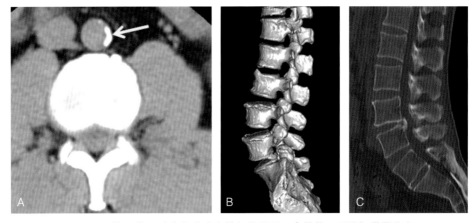

图7.2　腰椎三维CT（老年患者血管钙化明显，有骨赘，后纵韧带骨化）

■ 腰椎MRI

1. 在T2加权像上评估腰椎间盘退变等级。

2. 脱出的椎间盘髓核是否远程游离，评估前路手术是否能获得有效减压。

3. 评估终板退变等级。

4. 评估责任节段椎管狭窄的程度及椎管狭窄的类型，分析能否通过ALIF手术获得满意的椎管减压效果；明确减压的重点位置，做到精准减压。

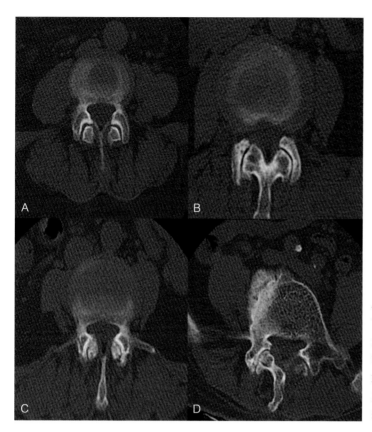

图7.3　关节间隙分级（Weshaupt分级）
A. 0级：关节间隙正常（0~2 mm）。B. 1级：关节间隙变窄（<2 mm），伴有或不伴有关节突肥大和（或）轻微骨赘形成。C. 2级：关节间隙狭窄，中度关节突肥大和（或）中度骨赘形成及少量软骨下骨侵蚀。D. 3级：关节间隙狭窄，重度关节突肥大和（或）巨大骨赘形成，严重软骨下骨侵蚀和（或）软骨下囊肿可见

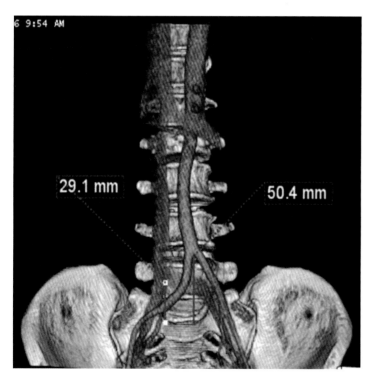

图7.4　术前CTA/CTV判断腹部血管有无明显畸形

5. 评估腰背部肌肉的退变等级。腰背部肌肉严重退变（被脂肪组织浸润），是慢性腰背部疼痛、酸胀等症状的原因之一。同时也不利于术后腰椎稳定性的维持（图7.5）。

6. L4/5节段接受ALIF手术需考虑多方面因素。由于下腔静脉和腹主动脉在位于L4/5椎间隙水平分为左右髂总静脉/左右髂总动脉，因此L4/5椎间盘容易被大血管遮挡。向对侧牵拉血管并显露L4/5椎间盘时血管移动性很小，强行牵拉血管容易造成腹部血管等损伤，出现术中大出血及术后静脉血栓。术前完善腹部大血管（动脉及静脉）造影，尤其是静脉造影，评估大血管解剖特点是非常重要的检查项目。当分叉点位于L4/5椎间隙下方时，术中容易显露L4/5椎间盘，如分叉点在L4/5椎间盘上方，则影响显露L4/5椎间盘，手术难度大。但是，就目前我国的医疗条件来看，很多医院无法实现腹部大血管（动脉及静脉）造影检查。我们在临床中经过总结发现，术前腰椎MR横断位扫描影像可辅助评估大血管及其分叉点与L4/5椎间盘的关系。在L4/5椎间隙水平，如果大血管与腰大肌内侧缘之间的间隙较宽，则可考虑L4/5节段接受ALIF手术；如大血管紧邻腰大肌内侧缘，则证明分叉点较高，L4/5节段不适合做ALIF手术（图7.6）。

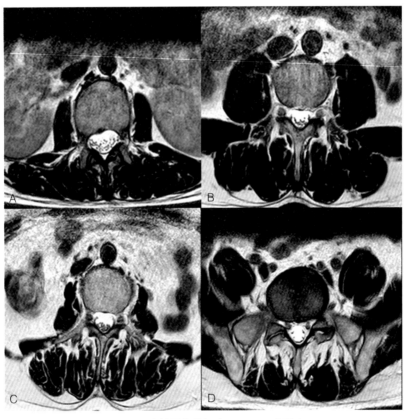

图7.5　肌肉的退变等级（Goutallier分级）

A. 0级：无脂肪。B. 1级：1%~10%脂肪。C. 2级：11%~50%脂肪。D. 3级：50%以上脂肪

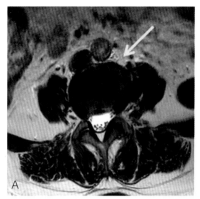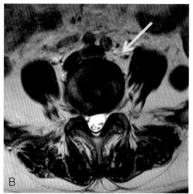

图7.6　术前腰椎MRI

A. L3/4节段血管情况。B. L4/5节段血管情况

常规准备

1. 完善心电图，胸部平片，血常规，凝血功能，肝、肾功能及传染病等术前检查、检验，结果需满足手术要求。

2. 术前常规备红细胞悬液2U。

3. 手术前1天开始进食易消化食物，保证大便通畅，预防及减轻术后腹胀。

4. 备血管外科器械，以备术中血管损伤的处理。

5. 准备长柄手术刀、椎间盘镜手术器械，适合经腹部处理椎间盘（减压部位较深）。

6. 准备4枚直径为3 mm的斯氏针，其长度根据患者腹部深度而定，长度为10~12 cm。

7. 可请血管外科及普外科医师协助，并针对神经损伤、血管损伤、腹膜撕裂、腹腔脏器的医源性损伤制订相应预案。

麻醉与体位

1. 采用气管插管全麻。

2. 颈部深静脉置管，以备快速补液及输血。

3. L2/3~L4/5节段患者取仰卧位，腰背部垫软枕（软枕中轴位于脐水平）并折叠手术床，保持腰椎轻度过伸位，髋关节及膝关节保持30°~45°屈曲，保证髂腰肌及腹部血管尽量松弛（图7.7A）。

4. L5/S1段患者取截石位，腰部垫软枕并折叠手术床，保持腰椎轻度过伸位（图7.7B）。

5. 右上肢置于患者身体右侧，尽量靠近躯干及手术床并固定。左上肢肩关节及肘关节各屈曲90°，置于胸前并悬吊。

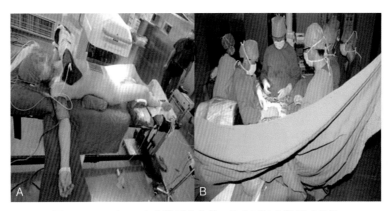

图7.7　A. L2/3~L4/5节段手术体位。B. L5/S1节段手术体位

手术切口与定位

1. 常规C臂X线机定位责任椎间隙并于体表做标记线。

2. L2~L5节段取腹直肌左侧5 cm纵向切口，切口长5~8 cm（图7.8）。

3. L5/S1节段取右下腹横向切口，切口长4~6 cm。

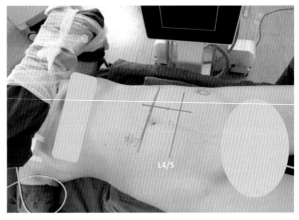

图7.8　L2~L5节段手术切口定位

■ 参考文献

1. Khalsa AS, Eghbali A, Eastlack RK, et al. Resting Pain Level as a Preoperative Predictor of Success With Indirect Decompression for Lumbar Spinal Stenosis: A Pilot Study. Global Spine J, 2019, 9(2): 150−154.

2. Sato J, Ohtori S, Orita S, et al. Radiographic evaluation of indirect decompression of mini−open anterior retroperitoneal lumbar interbody fusion: oblique lateral interbody fusion for degenerated lumbar spondylolisthesis. Eur Spine J, 2017, 26(3): 671−678.

3. Allain J, Dufour T. Anterior lumbar fusion techniques: ALIF, OLIF, DLIF, LLIF, IXLIF. Orthop Traumatol Surg Res, 2020, 106(1S): S149−S157.

4. Kaye ID, Shafi K, Vaccaro AR. Mini−Open ALIF for Degenerative Spine and Adult Deformity: Surgical Technique and the Evidence. Seminars in Spine Surgery, 2018, 30(4): 221−229.

ALIF在腰椎退变性疾病中的应用

近30年来，腰椎椎体间融合术治疗腰椎退变性疾病已成为一种标准术式。不同的腰椎椎体间融合技术，包括后路腰椎椎体间融合术（posterior lumbar interbody fusion，PLIF）、经椎间孔椎体间融合术（transforaminal lumbar interbody fusion，TLIF），以及外侧/极外侧椎体间融合术（XLIF /DLIF/LLIF/OLIF）等，都有其固有的优点和缺点，手术适应证因其各自特点而有所差别。目前治疗腰椎退变性疾病仍以后路腰椎手术为主，后路腰椎椎体间融合术凭借其彻底的减压、坚强的固定、确切的疗效，被广泛应用。但术中对椎旁肌本身及其血管、神经的损伤，导致出现了诸多术后并发症。前路腰椎手术则避免了对椎旁肌、脊柱后柱结构的破坏，且能够清晰显露并完整切除椎间盘、椎间大量植骨，具有明显的优势。前路腰椎椎体间融合术（anterior lumbar interbody fusion，ALIF），最初在20世纪30年代由Carpenter和Burns提出，到40年代由Lane进一步发展并被骨科临床医生所接受。但在21世纪初以前，ALIF在临床开展并不广泛，主要是由于大多数脊柱外科医生不熟悉腰椎前路解剖（腹部解剖），唯恐损伤大血管和神经，因而对ALIF技术敬而远之。近年来，随着腰椎微创理念广泛普及，腰椎局部微创解剖蓬勃发展，各种腰椎微创技术、微创器械不断改进完善，ALIF技术再次进入人们的视野。目前国外同行已经把ALIF 技术作为一种常规术式，广泛应用于各种腰椎退变性疾病的治疗。反观国内，由于各种原因，开展ALIF技术的医院寥寥无几。南方医科大学第三附属医院脊柱外科自2010年末开展ALIF技术以来，应用前路自稳式椎间融合器完成400余例ALIF手术，获得了良好的临床疗效。本章将系统介绍ALIF技术及其临床应用，与同仁共享，以期更好地将ALIF技术推广普及。

腰椎间盘突出症

腰椎间盘突出症是以腰椎间盘髓核向后（椎管内）突出，压迫神经根所造成的以下腰痛、下肢放射痛和/或伴随感觉异常（下肢麻木）为主要临床表现的疾病。

■ L3/4椎间盘突出症

典型病例

1. 一般情况　钱某某，63岁，男性。入院主诉：腰痛伴右下肢疼痛、麻木半年。曾系统保守治疗半年无效。临床查体：跛行步态，伴有间歇性跛行，跛行距离约100 m；右侧股四头肌轻度萎缩，右侧股神经牵拉试验（＋），右侧直腿抬高试验50°（＋），右小腿内侧及前外侧皮肤感觉减退，右侧股四头肌肌力及右踝背伸肌力均为4级。VAS：4/10，ODI：56％。

2. 术前影像学检查　X线片示骶椎腰化，L3/4椎间失稳。腰椎MRI示L3/4巨大椎间盘突出继发椎管狭窄。CT示L3/4椎间盘突出并部分钙化继发椎管狭窄（图8.1）。

3. 术前病情分析及诊疗策略

（1）该患者主要为L3/4巨大椎间盘向右后方突出并部分钙化，右侧侧隐窝及神经根管受压，累及右侧L3和L4两条神经根。

（2）动力位X线片示L3/4椎间明显失稳；此为患者早期表现为腰痛伴右下肢麻木、疼痛的影像学证据。

（3）随着病情进展，出现继发椎管狭窄症状。单纯行MED/PELD虽可切除突出椎间盘解决神经压迫，但可进一步加重L3/4椎间失稳，无法解决腰痛症状，故首先考虑椎体间融合治疗。

（4）常规后路PLIF/TLIF治疗不可避免地会损伤椎旁肌及破坏脊柱后柱稳定结构，同时L4/5椎间盘退变明显，椎间隙角度明显加大，

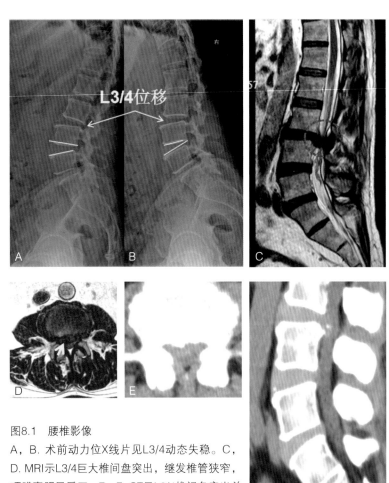

图8.1　腰椎影像
A，B. 术前动力位X线片见L3/4动态失稳。C，D. MRI示L3/4巨大椎间盘突出，继发椎管狭窄，硬膜囊明显受压。E，F. CT示L3/4椎间盘突出并钙化伴椎管狭窄

行L3/4后路内固定会加速L4/5椎间盘退变及椎间失稳，可能会诱发L4/5椎间盘突出导致邻椎病的发生。

（5）XLIF或OLIF手术系撑开椎间隙，间接减压，而本病例L3/4椎间盘巨大脱出，继发椎管明显狭窄。XLIF或OLIF手术因手术入路及术野限制无法完全摘除脱出的椎间盘，间接减压不适合该病例，故予以排除。

（6）ALIF手术在冷光源辅助下直视下手术，能够清晰显露并完整切除椎间盘，椎间融合器接触面积大，椎间植骨量大，利于骨性融合。同时融合器上下2枚弹性锚定插片连接固定于上、下椎体，符合BO融合固定理念，骨融合界面微动应力刺激有利于骨性融合，相比后路AO坚强内固定对邻近节段影响更少，可减少邻椎病的发生。因此首选ALIF为治疗方案。

ALIF适应证及禁忌证

1. 手术适应证

（1）腰椎间盘源性疼痛。

（2）腰椎失稳症。

（3）腰椎退行性滑脱症，滑脱程度≤Ⅱ度。

（4）腰椎间隙塌陷引起的椎间孔狭窄症。

（5）腰椎间盘突出症，突出的椎间盘位于椎间隙水平。

（6）腰椎间盘突出症术后复发。

（7）腰椎间隙感染。

（8）后路腰椎手术失败后的前路翻修手术。

2. 手术禁忌证

（1）过度肥胖者。

（2）腰椎管狭窄症，狭窄来源于后柱结构，包括关节突关节增生、黄韧带肥厚，以及神经根管狭窄。

（3）既往有经腹膜后间隙手术史。

（4）腰椎峡部裂患者或腰椎滑脱>Ⅱ度。

（5）严重骨质疏松（T<-2.5）。

（6）未婚未育者，ALIF手术有可能伤及上腹下丛，导致术后男性出现逆向射精，女性出现阴道干涩。

（7）有多种基础性疾病不适宜手术或无法耐受手术者。

（8）有心理疾病的患者。

术前计划

1. 掌握前路局部解剖（见图2.15，图8.2，8.3）　熟悉腰椎前路局部解剖是手术获得成功及良好疗效的先决条件。目前，腰椎前/侧方手术入路通常为腹膜后手术入路，这就要求术者必须熟悉腹膜后、椎体前方潜在间隙内的血管、神经、输尿管、肌肉的毗邻关系、解剖特点，并熟悉在影像学上（腹部CTA/CTV和MR）如何判断、区分上述解剖结构，做出预判，避免术中出现副损伤导致严重后果。

2. 判定腹部血管条件　ALIF手术的风险往往来自丰富的静脉血管和静脉丛，而不是大动脉。术前通过腹部CTA/CTV和MR来判定椎前血管条件至关重要（图8.4，8.5），例如：腹主动脉，下腔静脉及左右髂总动、静脉的血管硬化情况；有无主动脉夹层及动脉瘤；与周围组织是否有炎性粘连；血管的弹性冗余能否承受向侧方的牵拉；腹主动脉、下腔静脉血管分叉的高度、角度，以及与责任椎间隙的相对位置；拟行手术责任椎间隙前方有无血管异常；判定有无可供手术入路的足够宽的"血管窗"。

3. 评估椎体骨质状况　通过脊柱全长X线片、CT及MR评判椎体有无峡部裂、骨质疏松、骨病、骨折、病理性破坏、炎症感染和畸形等影响手术的骨质因素。

4. 测量椎体骨性参数　术前通过脊柱全长X线片、腰椎过伸过屈位X线片及三维CT测量腰

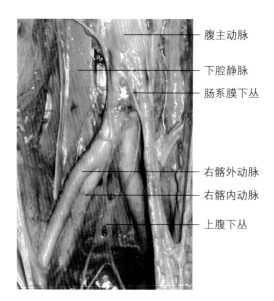

腹主动脉

下腔静脉

肠系膜下丛

右髂外动脉

右髂内动脉

上腹下丛

图8.2　上腹下丛

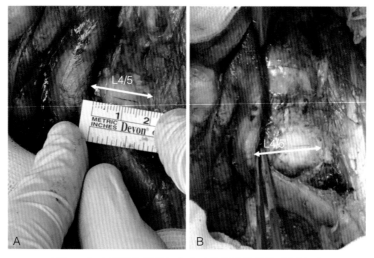

图8.3　L4/5椎间盘显露与腹主动脉及下腔静脉毗邻关系

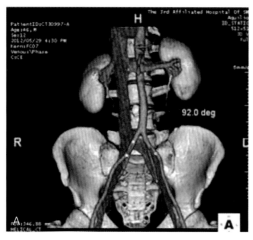
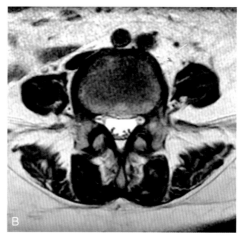

图8.4　正常椎前血管CTA/CTV及"血管窗"（箭头所示）

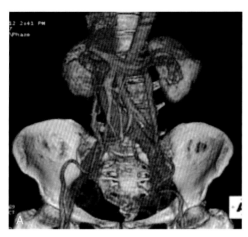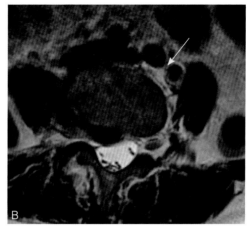

图8.5　异常椎前血管CTA/CTV及"血管窗"（箭头所示）

椎的各项参数，如：腰椎的稳定性、是否有腰椎滑脱及滑脱程度，腰椎前凸角、腰骶角，责任椎间隙及相邻椎间隙的椎间隙高度、椎间隙角度、椎间隙的宽度及深度，以准备相应型号的椎间融合器。

ALIF术前准备

1. 常规术前准备。常规术前检查、实验室检查结果满足手术要求，备血。

2. 术前常规审视患者腹部皮肤条件。有无皮肤病、皮肤破溃及感染；腹部脂肪堆积情况（是否过于肥胖）；腹部有手术瘢痕者需确认是否有腹膜后手术史。

3. 会阴部备皮。

4. 术前1天中午开始进食半流质饮食，术晨清洁灌肠，预防及减轻术后腹胀。

5. 术前半小时常规静脉应用抗生素预防感染。

手术室准备

1. 麻醉　气管插管全麻。

2. 器械　包括腰椎常规手术器械、腹部手术包、血管外科止血银夹及配套器械；如有条件，可应用Synframe腹部自动拉钩系统。

3. 体位摆放　仰卧位，腰部下方垫软枕，使腰椎前凸加大，便于手术；双膝关节下方垫加厚软枕，屈髋屈膝体位，减轻血管、神经张力，加大腹部神经及血管弹性冗余，便于术中牵拉血管（图8.6）。主刀位于患者左侧，第一助手在主刀对面，第二助手在一助同侧尾端，三助同主刀一侧，位于主刀尾端（图8.7）。

4. 体位优势　①避免胸腹受压、视线遮挡、神经受压；②麻醉师更易监控患者；③术中透视方便：前后位和侧位；④摆体位时间更短、操作简便。

5. 影像定位　术中C臂机定位L3/4椎间隙中间横线，并用记号笔体表标记（见图7.8，图8.8）。

6. 消毒范围　头侧位于双乳头以下；尾侧位于双大腿中段以上，两侧至腋中线。

7. 切口选择　脐旁左侧4~6 cm，取左侧腹直肌旁纵行切口，切口长5~8 cm。腹直肌共有3束血管神经束营养支配该肌，其从腹直肌鞘外侧缘进入腹直肌（图8.9，8.10）。因此，为避

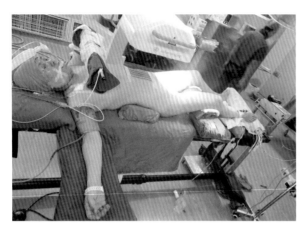

图8.6　L2~L5节段手术体位摆放

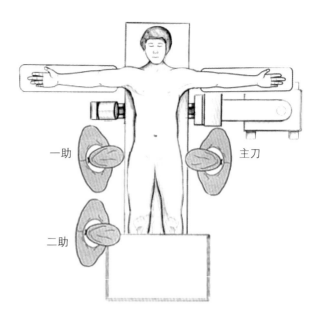

图8.7　术者站位：主刀位于患者左侧，一助位于主刀对面，二助位于一助尾侧

一助

二助

主刀

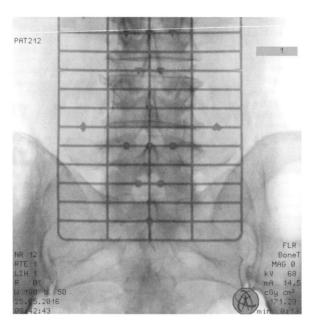

图8.8　术中C臂定位

免损伤止于该肌的血管神经束，腹膜后入路应经腹直肌内侧入路。经典的旁正中手术入路刚好位于腹直肌外侧缘，腹直肌外侧缘入路将腹直肌向中线牵拉并剥离，这有利于手术操作及显露，但不可避免地会损伤此3束血管神经束，故而从解剖学基础来说，手术入路应以腹直肌内侧缘为佳。

8. 显露路径（图8.11） 切开皮肤及皮下组织直至腹直肌，于腹直肌外1/4处切开腹直肌前鞘，显露腹直肌，将腹直肌及前鞘牵向右侧，显露腹直肌后鞘并纵行切开显露腹膜，注意保护腹膜，如出现腹膜撕裂可直接予以缝合。用手指通过钝性剥离方法将腹膜从腹壁深层肌肉表面分离，手指沿腰大肌表面向中部腰椎表面钝性分离，直至手指触摸到腰椎前纵韧带及腹主动脉，将腹膜、输尿管用"S"拉钩牵向中线，显露腰椎前大血管及腰大肌。钝性分离腰椎前大血管与腰大肌之间的间隙（术前腰

椎MR可预判血管窗情况），将椎前大血管、腹膜及其内脏器、输尿管牵向右侧，尽量将腰大肌牵向左后外侧，钝性剥离前纵韧带及椎体表面的疏松结缔组织，此时可显露椎间隙，用直径3.5 mm斯氏针插入相应椎体，再次C臂机定位责任椎间隙。4枚直径3.5 mm斯氏针插入病变椎间隙上下椎体邻近终板附近左右两侧，形成矩形术野，也可在Synframe腹部自动拉钩辅助下充分显露手术野。

9. 植骨材料的选择（图8.12） 植骨材料可选用自体髂骨、同种异体骨或同种异体骨混合自体骨髓（取自髂骨）；Bmp-2凝胶（有争议，文献报道Bmp-2可以诱发神经炎性反应，导致上腹下丛出现神经炎性损害，术后出现逆向射精，应用Bmp-2出现逆向射精的发生率为6.2%，而对照组仅为0.9%）；慎重选用人工骨（可能导致移植物吸收甚至骨溶解，导致融合失败）。

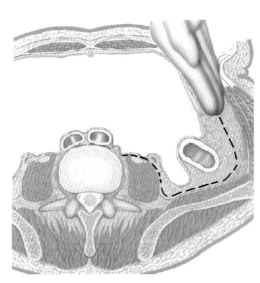

图8.9 L2/3~L4/5节段取腹直肌旁切口腹膜后入路

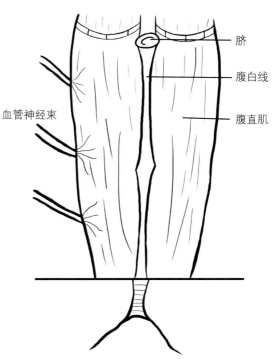

图8.10 腹直肌的血管神经束支配

脐

腹白线

腹直肌

血管神经束

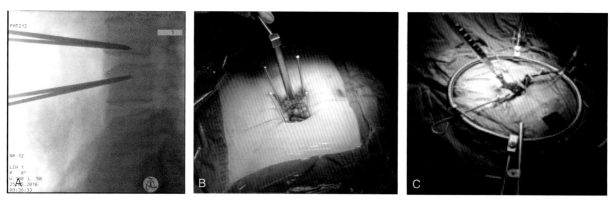

图8.11 显露路径

A.定位责任椎间隙。B.4枚斯氏针形成矩形术野。C.Synframe腹部自动拉钩

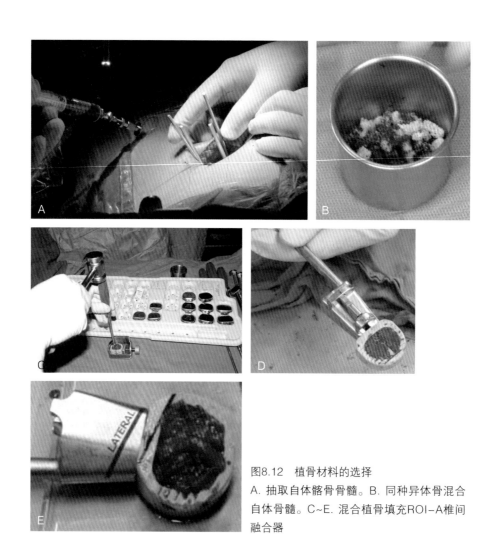

图8.12 植骨材料的选择

A. 抽取自体髂骨骨髓。B. 同种异体骨混合自体骨髓。C~E. 混合植骨填充ROI-A椎间融合器

10. 内固定（图8.13） 尖刀切开椎间盘前外侧纤维环，用终板处理器、刮匙清除椎间盘髓核及软骨终板。如需要减压神经根则切除后纵韧带，经神经钩分离硬脊膜囊后进行神经根减压。以专用椎间撑开器逐步撑开椎间隙，由小到大逐级更换试模并用C臂机监视，试模后选用合适大小及角度的椎间融合器。于髂嵴处取足量骨质植入椎间融合器内并夯实，松质骨高于融合器表面2~3 mm。由于融合器较大，填充骨质较多，过多切除髂骨可能会造成术后供骨区疼痛，故亦可采用同种异体骨混合自体骨髓（取自髂骨）植骨。在C臂机监视下将椎间融合器植入椎间隙内，确定椎间融合器位置良好，安装锚定板。

本术式使用的内植物是带有自锁装置的椎间融合器（捷迈公司 ROI-A 椎间融合器，图8.14），根据术前测量数据，术中试模结果选用相应规格。该融合器有2种植入方式（2种设计版本）：①正中植入，对术中术野显露要求略高，需完整显露责任椎间隙前方，术前评估椎前血管分布及弹性冗余（有无血管壁钙化）；②前侧方植入，不要求完整显露责任椎间隙前方，便于植入。

11. 引流与切口闭合 探查术野内无明显活动性出血，腹膜外术腔内留置一根18号潘氏引流管，逐层牢固缝合腹直肌后鞘及前鞘，以防肌疝及腹壁疝的发生，逐层缝合皮下组织及皮肤，关闭切口。最后将规格为75 mg/10 mL的罗哌卡因稀释1倍，行切口皮下注射，以缓解术后疼痛。

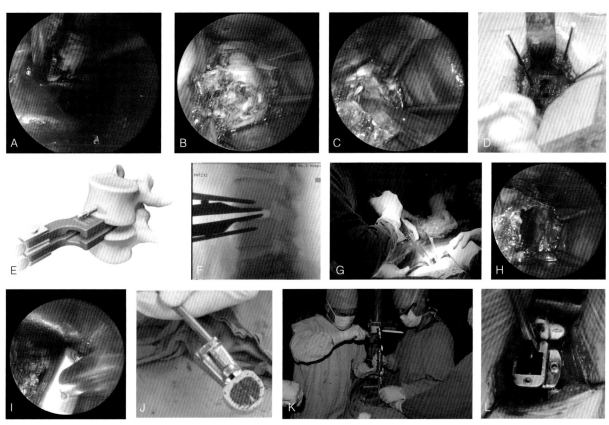

图8.13 内固定

A. 显露责任椎间隙及椎间盘。B. 尖刀切除椎间盘。C. 处理软骨终板。D. 制备植骨床。E~G. 撑开椎间隙示意图，术中撑开椎间隙。H. 处理完成的椎间隙。I. 试模测试融合器型号。J. 填充植入材料的融合器。K，L. 打入融合器

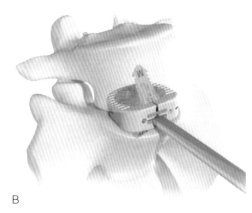

图8.14　捷迈公司 ROI-A 椎间融合器
A. 椎间融合器实物外观。
B. ALIF术中植入椎间隙

术中注意要点及并发症的预防与处理

Khoi等根据美国国家医学图书馆资料数据统计，ALIF手术常见并发症主要包括以下方面。

1. 血管损伤　ALIF手术血管损伤绝大多数为小静脉或静脉丛撕裂，大动脉损伤极其罕见。术前常规行腹部CTA/CTV，明确血管情况，有无异常变异和严重钙化是预防血管损伤的关键。通常腹主动脉和下腔静脉等较粗大血管管壁厚、有一定的弹性冗余，牵拉时不易损伤；反倒是小的静脉丛和腰升静脉容易损伤。如出现小静脉撕裂或静脉丛破裂时，切忌慌乱，勿盲目钳夹和电刀烧灼，以免损伤神经甚至扩大裂口。首先应压迫止血（可辅以止血材料），清晰术野，明确出血点，如压迫止血无法有效止血，可用血管外科银夹夹闭止血。我们的经验是：不建议缝扎，因为术野空间有限，且较为深在，缝合有一定难度；特别是静脉丛破裂，缝扎时容易导致小静脉进一步撕裂，破裂口扩大，导致难以控制的出血。采用血管外科银夹可以快速有效止血并减少副损伤。

2. 假关节形成　多由于软骨终板处理不彻底导致，故术中应彻底清除软骨终板，直至骨性终板表面渗血为最佳。

3. 假体下沉　多为骨质疏松患者或骨性终板处理过度。骨性终板破损，终板结构强度降低导致日后假体下沉，其中患者骨质疏松及体重过重也是因素之一。

4. 神经损伤　交感干及上腹下丛损伤导致温腿综合征及逆向射精。腰椎体筋膜表面，疏松结缔组织下方存在网状结构的上腹下丛，交感干位于脊柱与腰大肌之间，被椎前筋膜所覆盖，上方连于胸交感干，下方延续为骶交感干，贴附于椎体两侧。术中显露到责任椎间隙和椎体前方时，通常会进一步清理椎前筋膜表面软组织，清晰术野便于观察和手术。显露术野时要注意保护上腹下丛和交感干，处理椎前筋膜表面时用自制"花生米"轻柔、钝性、有限地推移剥离，切忌盲目用电刀大范围烧灼，以免电热烧伤导致筋膜表面的上腹下丛和交感干不可逆损伤。上腹下丛及交感干损伤会导致男性逆向射精、女性出现阴道干涩；交感干损伤会出现同侧下肢皮温升高，俗称"温腿综合征"。术中使用"花生米"钝性、有限地推移剥离，虽有损伤神经可能，但通常损伤较轻微。因神经组织损伤导致术后顽固性腹胀、肠梗阻、温腿综合征者，经对症治疗多可自行恢复，本组病例未出现逆向射精。

5. 腹膜撕裂　行腹膜外钝性分离时易损伤腹膜，术中剥离腹膜时并拢指腹轻柔推开，必要时可辅以盐水巾，以平面方式剥离，切忌以指尖点压式剥离。其次，在适应证选择时，有腹膜后手术史患者为禁忌证（存在腹膜粘连，无法分离）。当剥离腹膜时不慎出现小裂口可直接缝合，如裂口较大，可予以大块腹部纱布遮挡隔离，继续完成手术。可请普外科医师协助处理。

6. 输尿管损伤　输尿管附着于腹膜后疏松结缔组织中，在剥离腹膜时通常同腹膜后脂肪一并推向中线，不易损伤，无须刻意显露。如有损伤请泌尿外科医师协助处理。

7. 腹膜后血肿或积液　腹膜后血肿或积液刺激生殖股神经和髂腹股沟神经会导致术后腹股沟部位疼痛。

严重/罕见并发症

1. 严重并发症　左侧髂总动脉血栓，危险因素：①高龄；②原发性血管疾病；③血管钙化；④L4/5节段。加之术中血管长时间受牵拉压迫，导致血管内膜损伤，血栓形成。

2. 罕见并发症　乳糜漏是罕见并发症。

典型病例：女性患者，行L3/4、L4/5 ALIF手术，术程顺利，术毕术区未见明显出血及异常渗出。术后4 h开始出现淡粉色转至乳白色乳糜样引流液，考虑术区淋巴管损伤（术中未见损伤）导致乳糜漏。患者无不适反应（图8.15）。处理：①持续引流；②禁食水，行肠道外营养支持；③抗生素预防感染。结果：3天后未见乳糜样引流液引出，无发热及腹痛，6天后拔管，愈合良好。

操作技巧

1. 左侧切口入路，切开皮肤及皮下组织直至腹直肌外侧缘，于腹直肌外1/4处切开腹直肌前鞘，显露腹直肌，将腹直肌及前鞘牵向中线，显露腹直肌后鞘及前后鞘转折部并纵行切开显露腹膜。该入路优点为便于显露腹膜，手术路径短；缺点为破坏支配及营养腹直肌的血管神经束。

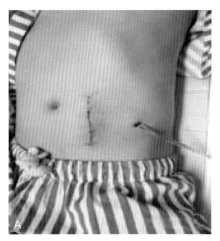
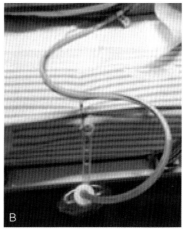
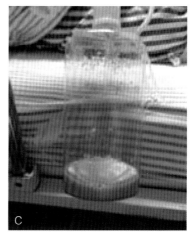

图8.15　乳糜漏引流过程，乳白色、黏稠引流液

2. 术中注意保护腹膜，如钝性分离过程中出现小的腹膜撕裂可直接予以缝合。如腹膜破裂较大无法缝合，可先用盐水纱巾遮挡保护腹腔内容物，继续手术，术后请普外科医师协助处理。

3. 当指尖触及腹主动脉搏动后，纵行钝性分离腰椎前大血管与腰大肌之间的间隙，用"S"拉钩将椎前大血管、腹膜及其内脏器、输尿管牵向右侧，尽量将腰大肌牵向左后外侧。注意：牵拉时要缓慢且均匀地用力，忌暴力牵拉撕扯，以免静脉分支（腰静脉、腰升静脉）撕裂或腰交感干的牵拉损伤。

4. 用自制"花生米"钝性剥离前纵韧带及椎体表面的疏松结缔组织，尽量减少电刀应用，以免损伤椎前神经丛，此时可显露椎间隙，用直径3.5 mm斯氏针插入相应椎体，再次用C型臂X线机定位责任椎间隙。

5. 骨性终板表面处理以出现点状渗血为佳，注意不要破坏骨性终板，以免融合器下沉。

6. 由于前路腰椎融合器较大，填充骨质较多，过多切除髂骨可能会造成术后供骨区疼痛，可采用同种异体骨混合少量自体骨或自体骨髓（取自髂骨）植骨。

术后处理

1. 术后禁食水，待肛门排气后由流质饮食过渡到普通饮食。少部分患者术后出现持续性腹胀，可延长禁食水时间，给予静脉营养，必要时口服促进胃肠动力药物、开塞露肛塞或灌肠。如遇到严重腹胀持续无缓解者可留置胃肠减压及鼻饲硫酸镁，多可自行缓解。

2. 术后应用抗生素24 h。

3. 术后2~4天鼓励患者佩戴胸腰支具离床活动，以加速胃肠功能恢复。

4. 术后引流管通常在48 h内拔出，且24 h引流量小于50 mL。

5. 术后7~9天拆除缝线；佩戴胸腰支具3个月。

康 复

采用ERAS（加速康复外科）理念，早期拔出引流管及导尿管，鼓励患者早期离床活动、早期进流质饮食以促进胃肠功能恢复，进食高蛋白、低脂肪、高热量饮食。术后全程、充分、有效地持续镇痛（多模式联合镇痛方式）。专业康复医师指导患者进行系统功能康复训练。

典型病例：一位患者术后腰腿痛症状基本消除，下肢肌力恢复正常。末次随访VAS：腰1/10，下肢 0/10。术后1年随访见图8.16。术后3年随访见图8.17。术后6年随访见图8.18，8.19。

■ L4/5椎间盘突出症

典型病例

1. 一般情况　郭某某，女，45岁。因"反复腰痛3年，加重伴左下肢麻木、疼痛4个月"入院。临床体征：左侧直腿抬高试验30°（+），左侧蹞趾背伸肌力4级，左小腿外侧及足背皮肤感觉迟钝。

2. 术前影像学检查

（1）腰椎正侧+动力位X线片：腰椎轻度退变，生理曲度正常，L4/5椎间隙变窄，无滑脱及失稳征象（图8.20）。

（2）腰椎CT及MRI：L4/5椎间盘中央偏左侧突出，无钙化，硬膜囊及左侧第5腰神经根受压；L4/5邻近终板Modic Ⅱ型改变（图8.21）。

3. 临床诊断　L4/5椎间盘突出症。

4. 手术方案　ALIF。术前评估及准备同"L3/4椎间盘突出症"。

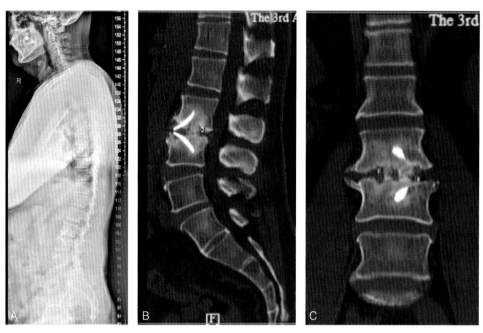

图8.16　术后1年随访
A. X线片。B，C.CT示融合器位置良好，骨性融合

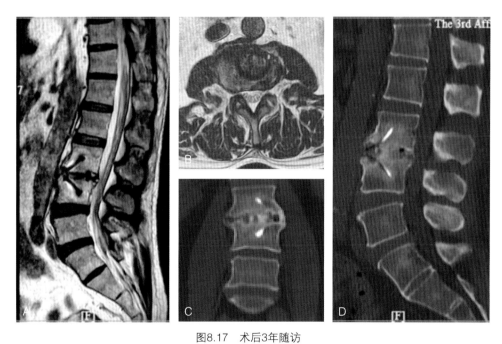

图8.17　术后3年随访
A，B.MRI示L3/4节段融合器位置良好，邻近节段无椎间盘突出。C，D. 术后3年CT随访，骨性融合更加明显

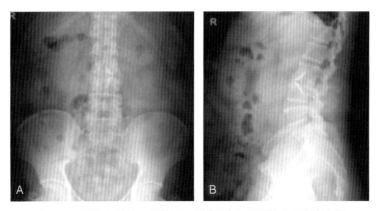

图8.18 术后6年随访，腰椎正、侧位X线片示腰椎生理曲度良好

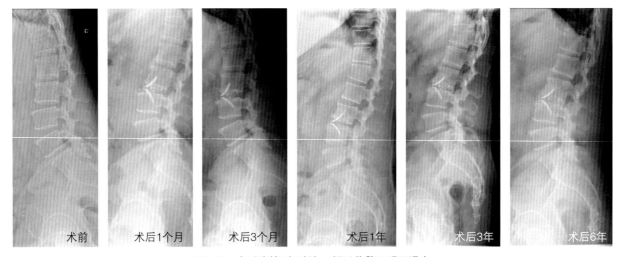

| 术前 | 术后1个月 | 术后3个月 | 术后1年 | 术后3年 | 术后6年 |

图8.19 术后连续6年随访，邻近节段无明显退变

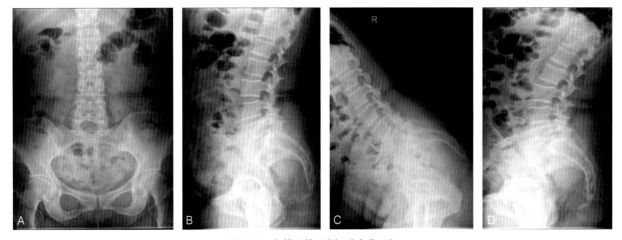

图8.20 术前腰椎正侧+动力位X片

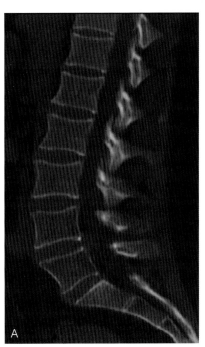
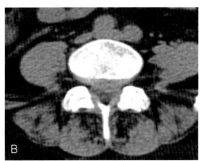
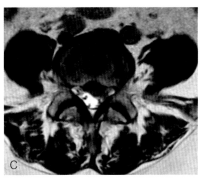
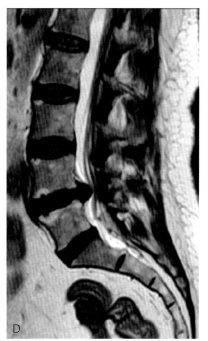

图8.21 腰椎CT及MRI

A，B. 术前腰椎CT示L4/5椎间盘突出。C，D. MRI示腰L4/5邻近终板Modic Ⅱ型改变

结 果

1. 术后1周，腰椎CT及MR复查。突出椎间盘完全切除，椎管及左侧侧隐窝减压充分，融合器位置良好（图8.22）。

2. 术后15个月，腰椎CT及X线片复查。全脊柱正、侧位X线片示融合器位置良好，腰椎曲度正常，腰椎CT示椎间植骨已骨性融合（图8.23）。

■ L5/S1椎间盘突出症

相对L2~L5椎间盘突出症采用左侧腹直肌旁侧切口，L5/S1椎间盘突出症首选右下腹横切口、腹膜后入路。选择右侧入路是为了减少术中男性和女性上腹下丛（骶前神经）神经损伤风险，同时手术不涉及左侧，可在以后需要进行L4/5节段手术时作为可选手术入路（如邻近节段退变，需行前路手术）。第二种手术入路为左侧腹膜后入路。

右侧腹膜后入路解剖及步骤如下。首先，在右下腹部将腹膜与腹壁内层钝性分离，必须切开腹横筋膜以充分移动腹内容物。其次，辨别腰肌、髂总动脉以及输尿管。在输尿管（移到内侧）和动脉之间继续向正中方向进行钝性剥离。在髂总动脉内侧可暴露L5/S1椎间盘的外侧缘。在此区域内，上腹下丛神经较细小，分支少而小，降低了上腹下丛神经的损伤风险。再次，钝性分离椎前脂肪（内含上腹下丛），可显露骶正中动脉和静脉，可将这些血管夹闭或电凝切断。最后，将左侧髂总静脉小心牵拉至左侧，即可完整而安全地显露L5/S1椎间隙。

骶正中血管解剖特点：骶正中血管位于骶骨前方，近骶正中线者占30%~35%，20%~25%位于骶骨右前方，位于左前方者约占40%（这也是选择右侧入路的解剖学基础）。该血管依靠菲薄的纤维束附于骶前韧带上，且与上腹下丛神经非常邻近，因此在结扎血管时要先行钝性分离，必须仔细确认每一根血管并分别结扎，从而保护并避免损伤神经丛分支。

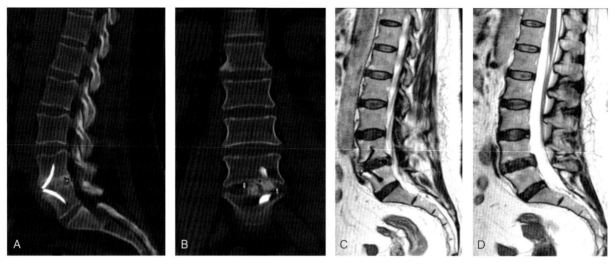

图8.22　术后1周腰椎CT及MR复查
A，B. 术后1周CT。C，D. 术后1周MRI

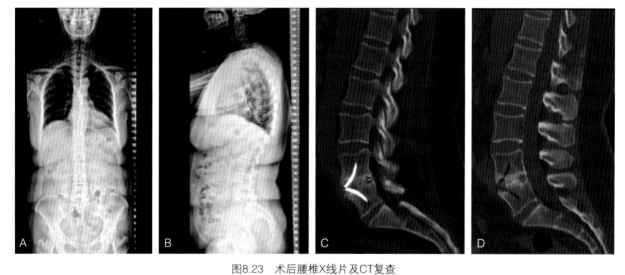

图8.23　术后腰椎X线片及CT复查
A，B. 全脊柱正、侧位X线片示融合器位置良好，腰椎曲度正常。C，D. 术后15个月CT示椎间植骨已骨性融合

典型病例

1. 一般情况　李某某，男，56岁，腰痛伴右下肢麻木、疼痛7个月。

2. 术前影像学检查　MRI见L5/S1椎间盘右后方突出并脱垂，侧隐窝狭窄，L5/S1邻近终板Modic Ⅰ型改变；腹部CTA未见血管畸形；腰椎过伸过屈位X线片未见L5/S1失稳（图8.24）。

3. 术前病情分析及诊疗策略讨论

（1）该患者主要为前方L5/S1椎间盘右后方突出并脱垂，右侧侧隐窝及神经根管受压，累及右侧L5和S1两条神经根。

（2）动力位X线片示L5/S1椎间隙明显塌陷，无失稳，L5/S1邻近终板Modic Ⅰ型改变，病理分期为炎性水肿期，此为腰部疼痛的影像学证据。

（3）单纯行MED/PELD虽可切除突出椎间盘解除神经压迫，却无法解除腰痛症状，故首先考虑椎体间融合治疗。

（4）常规后路PLIF/TLIF治疗不可避免地会损伤椎旁肌及破坏脊柱后柱稳定结构，同时L4/5椎间盘退变明显，行L5/S1后路内固定会加速L4/5椎间盘退变，可能会诱发L4/5椎间盘突出导致邻椎病的发生。

（5）L5/S1椎间隙因髂骨遮挡不适用XLIF或OLIF手术，故予以排除。

（6）ALIF手术在冷光源辅助下直视下手术，能够清晰显露并完整切除椎间盘，椎间融合器接触面积大，椎间植骨量大，利于骨性融合。同时融合器上下两枚弹性锚定插片连接固定于上下椎体，符合BO融合固定理念，骨融合界面微动应力刺激有利于骨性融合，相比后路

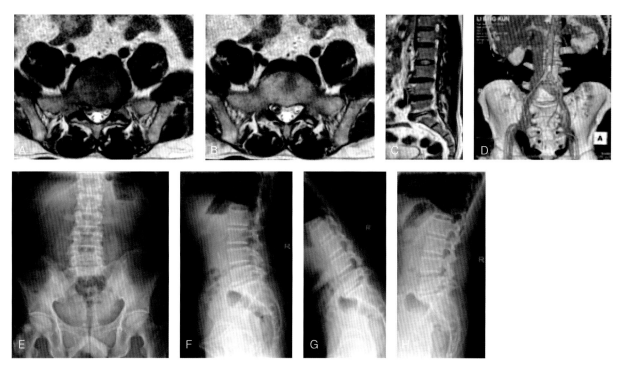

图8.24　影像学检查

A～C. MRI示L5/S1椎间盘突出并脱垂，右侧神经根受压，L5/S1相邻终板Modic Ⅰ型改变。D. 腹部CTA/CTV未见异常。E，F. 腰椎正侧位X线片示L5/S1椎间隙狭窄。G，H. 腰椎过伸过屈位X线片未见失稳

AO坚强内固定对邻近节段影响更少，可减少邻椎病的发生。因此首选ALIF治疗方案。

术前评估及准备

同"L3/4椎间盘突出症"。

手术室准备

1. 麻醉/体位及切口选择　采用气管插管全麻，颈部深静脉置管，以备快速补液及输血。仰卧位，腰部垫软枕并折叠手术床，保持腰椎轻度过伸位，屈髋屈膝截石体位（图8.25A，B）。

2. 影像定位　术中C臂机定位L5/S1椎间隙中间横线，并用记号笔在体表标记（图8.26）。

手术操作要点及术中影像

1. 切口选择　右下腹横切口，切口长5～8 cm（图8.27）。

2. 显露路径　切开皮肤及皮下组织、腹壁

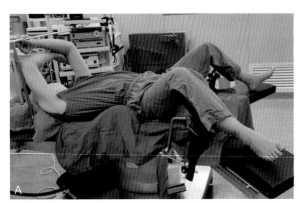
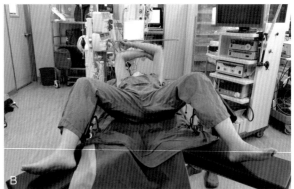

图8.25　L5/S1手术体位：屈髋屈膝截石体位

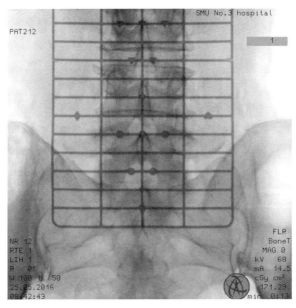

图8.26　术中C臂机定位L5/S1椎间隙

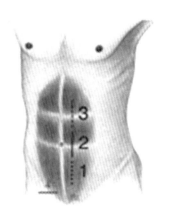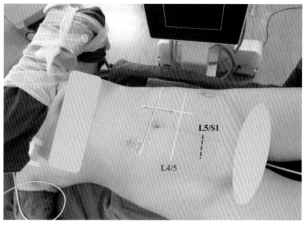

图8.27 切口选择：L5/S1节段取右下腹横切口腹膜后入路

肌层显露腹壁筋膜后，切开腹直肌外鞘与弓状线，显露腹膜前间隙，用手指钝性分离腹壁筋膜与腹膜间隙。术中仔细辨别腰大肌和髂总动脉以及输尿管。在输尿管（移到内侧）和髂总动脉之间继续向正中方向进行钝性剥离。在髂总动脉内侧可暴露L5/S1椎间盘的外侧缘。将腹膜连同输尿管牵向中线，钝性分离椎体表面的疏松结缔组织（内含上腹下丛），可显露骶正中动脉和静脉，在右髂总动脉内侧分离髂正中血管并结扎、切断。将左侧髂总静脉小心牵拉至左侧，完整显露L5/S1椎间隙。用直径3.5 mm斯氏针插入相应椎体，再次C臂机定位责任椎间隙。4枚直径3.5 mm斯氏针插入病变椎间隙上下椎体邻近终板附近左右两侧，形成矩形术野，或在自动拉钩辅助下充分显露手术野。直视下切除椎间盘，可选择性切开后纵韧带，行侧隐窝减压，行神经根减压。处理植骨床，直至终板表面点状渗血。可采用自体髂骨或同种异体骨混合自体骨髓（取自髂骨）植骨。在C臂机监视下将椎间融合器植入椎间隙内，确定椎间融合器位置良好，安装锚定板。

3. 术中注意要点

（1）术中处理结扎骶正中血管时要注意神经丛的保护。该血管依靠菲薄的纤维束附于骶前韧带上，且与上腹下丛神经非常邻近，因此在结扎血管时要先行钝性分离，必须仔细确认每一根血管并分别结扎，从而保护并避免损伤神经丛分支。

（2）牵拉髂总静脉时要用力轻柔，切忌暴力牵拉，防止静脉内膜损伤而导致静脉血栓形成。可以用宽幅橡皮片套入静脉后再进行牵拉，以防止静脉损伤。

4. 术中影像（图8.28）

5. 术后处理及康复 同"L3/4椎间盘突出症"。

结 果

术后6个月X线片见图8.29。

■ 多节段腰椎间盘突出症

对于多节段椎间盘突出症患者，ALIF术式多用于L2~L5节段突出，因L5/S1椎间盘突出手术入路不同，故不建议L4~S1椎间盘突出患者采用ALIF术式。

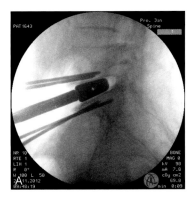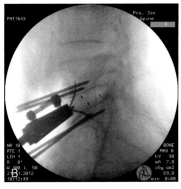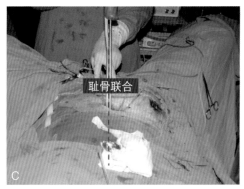

图8.28　术中影像

A.处理椎间隙后试模。B.安装锚定板。C.理想位置：位于耻骨联合中轴线上，居中放置

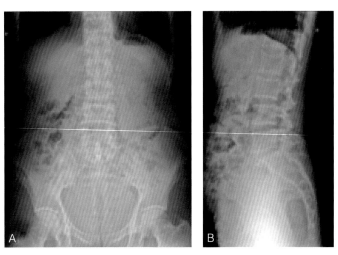

图8.29　术后6个月复查，融合器位于耻骨联合中线位置，位置良好

A.腰椎正位X线片。B.腰椎侧位X线片

典型病例

1.一般情况　梁某某，男，61岁，反复腰痛3年、左大腿前方及小腿前外侧麻木疼痛半年。VAS：腰痛4/10，左下肢疼痛6/10，ODI：56%。

2.术前影像学检查（图8.30~8.32）

3.术前病情分析及诊疗策略

（1）MRI及CT显示L3/4、L4/5椎间盘左后方突出，左侧神经根管及椎间孔狭窄，出口神经根受压。累及左侧第3、4腰神经根。临床症状与神经定位体征及影像学表现相吻合。

（2）动力位X线片示L3/4椎间隙明显塌陷并失稳；L5/S1椎间隙角度明显增大，退变明显，考虑椎间角度失稳。

（3）本病为外侧型椎间盘突出，行MED手术需切除较多关节突骨质，易导致术后腰椎

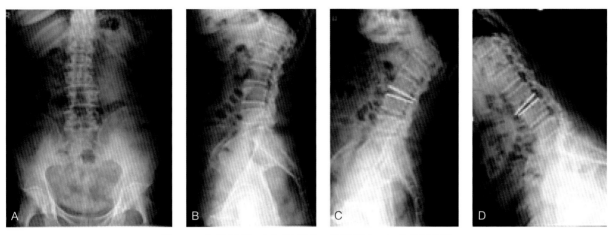

图8.30　腰椎正侧+动力位X线片：腰椎退变，L3/4椎间失稳

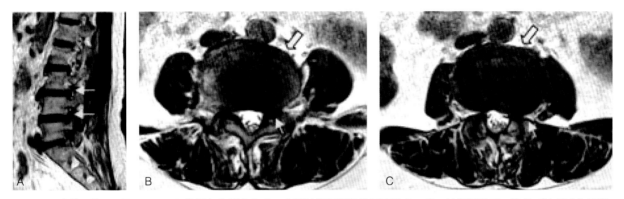

图8.31　术前腰椎MRI示L3/4、L4/5椎间盘左后方突出，左侧神经根管及椎间孔狭窄，出口神经根受压，椎前"血管窗"正常

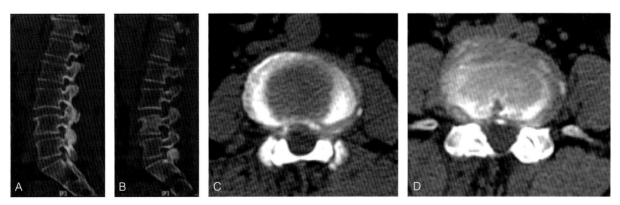

图8.32　腰椎三维CT示连续矢状位见左侧L3/4、L4/5椎间孔高度及宽度尚可；L3/4、L4/5椎间盘左后方突出，并部分钙化，左侧神经根管狭窄

失稳加重，出现术后腰痛。外侧型椎间盘突出为PELD适应证，通过侧方经椎间孔入路可切除突出椎间盘解除神经压迫，并对关节突关节骨质破坏较少，但L3/4椎间失稳早已存在，并导致腰痛，该术式依旧无法解决腰痛症状，故首先考虑椎体间融合治疗。

（4）常规后路PLIF/TLIF治疗不可避免地会损伤椎旁肌及破坏脊柱后柱结构稳定，同时L5/S1椎间盘退变明显，行后路L3/4/5内固定会加速L5/S1椎间盘退变，可能会导致L5/S1椎间盘突出加重，进而出现邻椎病。

（5）L3/4、L4/5椎间盘左后方突出，继发左侧神经根管及椎间孔狭窄，出口神经根受压是XLIF或OLIF手术适应证，可作为备选手术方案。

术中影像

术中影像见图8.33。

结　果

1. 术后情况　患者腰痛及左下肢麻木疼痛症状基本消除。VAS：腰痛1/10，左下肢疼痛1/10，ODI：8%。

2. 术后复查　见图8.34。

■ 腰椎间盘突出症术后复发

复发型腰椎间盘突出症患者的翻修手术一直是脊柱外科医生的难题。传统的后路翻修手术因局部解剖结构的破坏、解剖参照标志缺

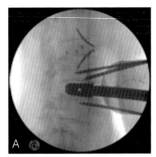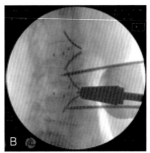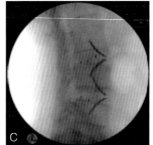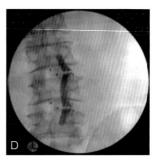

图 8.33　术中影像

A. 术中植入试模。B. 安装锚定板。C，D. 术中C臂机透视：融合器位置良好

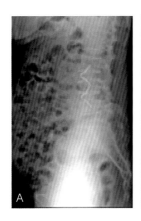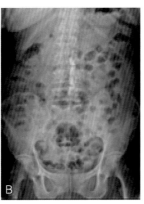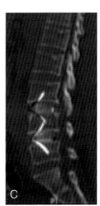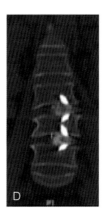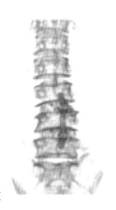

图8.34　术后复查

A，B. 术后腰椎正侧位X线片。C~E. 术后腰椎CT，融合器位置良好

失、局部瘢痕增生及椎管内组织粘连等为翻修手术造成困扰，极大地增加了手术的难度及风险。前路ALIF手术则巧妙地避开了上述干扰，通过前方入路避开既往手术区域瘢痕及组织粘连的困扰直达目标区域进行直接减压并固定，可取得良好的临床疗效。同时，对于后路手术减压不彻底或椎体间融合失败也可以通过前路手术达到挽救的目的。

典型病例

1. 一般情况　李某某，男，46岁。5年前外院行L4/5右侧椎板开窗减压、椎间盘切除术。5年后腰腿痛复发，持续下腰痛并右下肢麻木疼痛9个月，跛行步态，系统保守治疗无效。查体：右侧直腿抬高试验45°（＋），右踇趾背伸无力，右小腿前外侧及足背感觉迟钝。VAS：腰痛4/10，右下肢疼痛6/10，ODI：72%。

2. 术前影像学检查　L4/5椎间隙明显塌陷，右侧椎板骨质缺如，"半椎板切除"术后表现；L4/5右侧椎间孔明显狭窄，突出椎间盘无钙化；L4/5椎间盘明显突出并向后方脱垂，右侧侧隐窝及硬膜囊受压，右侧椎板及黄韧带缺如，L4/5邻近终板Modic Ⅱ型改变（图8.35）。

3. 术前病情分析及诊疗策略

（1）影像学检查见L4/5椎间盘明显突出并

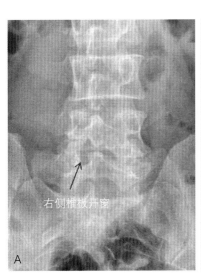

右侧椎板开窗

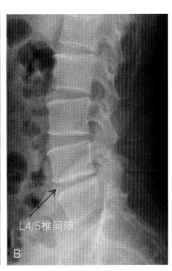

L4/5椎间隙

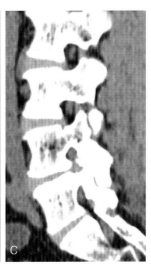

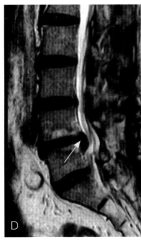

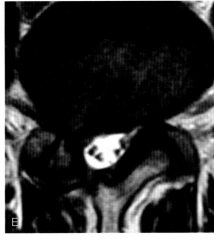

图8.35　术前影像

A，B. 术前腰椎正侧位X线片，可见既往L4/5节段右侧椎板"开窗"减压。C. 术前矢状位CT示：L4/5节段椎间隙塌陷，椎间孔明显狭窄。D，E. 术前MRI示：L4/5节段椎间盘右后方突出，侧隐窝受压

向后方脱垂，右侧侧隐窝及硬膜囊受压，L4/5椎间隙明显塌陷，右侧椎板骨质缺如，黄韧带缺如，"半椎板切除"术后表现，L4/5右侧椎间孔明显狭窄。

（2）临床症状及体征为典型腰椎间盘突出症表现并与影像学相吻合，诊断明确，需翻修手术治疗。

（3）本病例为早期腰椎间盘突出症手术后复发，既往行半椎板切除，局部解剖结构破坏，瘢痕增生及椎管内组织粘连不宜行MED及PELD手术治疗。首先考虑椎体间融合治疗。

（4）常规后路PLIF手术可以完成翻修手术，但会再次损伤椎旁肌及进一步扩大破坏脊柱后柱稳定结构，且椎管内瘢痕增生及组织粘连极易导致术中硬膜撕裂及神经根损伤；再次，椎管内二次手术后瘢痕增生更加严重，术后瘢痕再次增生压迫神经导致症状复发可能性较高。

（5）本病例L4/5椎间盘明显右后方突出并脱垂，右侧侧隐窝及硬膜囊受压，而XLIF或OLIF手术为间接减压术式，无法对神经根行直接减压，亦非恰当的手术方式。

（6）ALIF手术直视下切除椎间盘及后纵韧带，可清晰显露硬膜囊腹侧及侧隐窝，可确保神经减压的效果，是最佳手术方案（图8.36）。

结　果

1. 术后检查　腰痛及右下肢麻木疼痛症状消除。VAS：腰痛1/10，左下肢疼痛1/10，ODI：8%。术后1周，右侧侧隐窝压迫解除，L4/5右侧椎间孔面积明显增加，无狭窄（图8.37）。

2. 术后3年影像学检查　内固定物位置良好，手术节段无椎间盘突出，骨性融合（图8.38）。

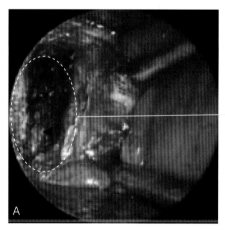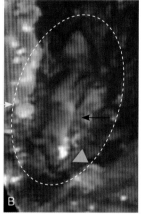

图8.36　显露硬膜囊腹侧及侧隐窝，黑色箭头所指为硬膜囊腹侧，绿色三角所指为侧隐窝

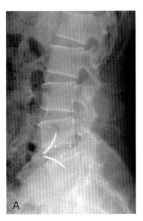
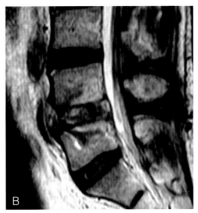
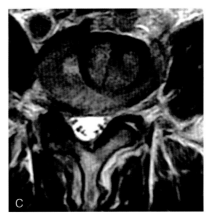

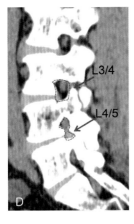
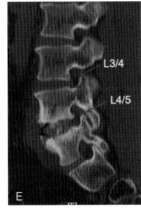

图8.37　术后1周影像
A. X线片。B，C. 术后1周MRI。D，E. 术前及术后1周
CT对比示椎间孔面积增加

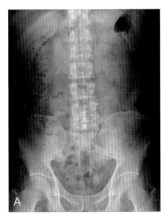
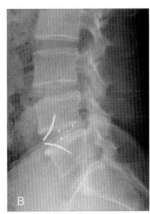
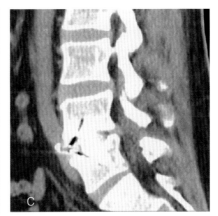

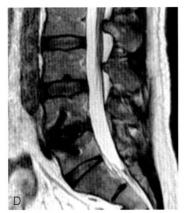
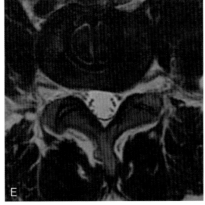

图8.38　术后3年腰椎影像
A，B. 腰椎正侧位X线片示融合
器位置良好。C. 术后3年CT示
椎间植骨已骨性融合。D，E. 术
后3年MRI示融合器位置良好，
相应节段硬膜囊无受压

其他腰椎退变性疾病

■ 腰椎滑脱症

腰椎滑脱症的定义是：由于先天性发育不良、创伤、劳损、退变等因素导致相邻椎体骨性连接异常而发生的上位椎体与下位椎体部分或全部滑移，临床表现以腰骶部疼痛、坐骨神经受累、间歇性跛行等为主要症状的疾病。

临床上常见的腰椎滑脱症主要分为2大类，即真性滑脱（峡部裂型滑脱）和假性滑脱（退变性滑脱）。参照Denis脊柱三柱理论，ALIF术式可以重建腰椎前、中柱的稳定，但无法重建脊柱后柱的稳定，对于峡部裂型滑脱无法预判术后腰痛症状能否改善，因此，不建议ALIF术式应用于真性滑脱（峡部裂型滑脱）患者。同时，ALIF术式因其松解、减压范围有限（腹侧180°范围），其固定理念并非AO坚强内固定，椎间弹性固定嵌片固定强度有限，其滑脱复位效果不如TLIF/PLIF，故而对于Ⅱ度以上的严重退变性滑脱患者不适用。综上，ALIF适用于滑脱Ⅱ°及以下的退变性滑脱患者。

典型病例

杨某某，女，61岁。持续下腰痛1年伴间歇性跛行，跛行距离约100 m；VAS：5/10，ODI：56%。

1. 术前影像（图8.39） 腰椎正侧+动力位X线片示第4腰椎椎体向前Ⅰ度滑脱，并椎间失稳。L4/5椎间孔塌陷变窄。腰椎MRI示L4/5椎间盘轻度突出，相应节段椎管狭窄。

2. 术中影像（图8.40）

3. 术后3天影像（图8.41） 术前/术后椎间隙高度及椎间孔高度对比，滑脱复位满意（图8.42）。术前/术后腰椎生理曲度对比（图8.43）。

4. 术后随访 腰痛症状消除，无间歇性跛行；VAS：1/10；ODI：12%。术后随访CT影像见图8.44~8.47。术后13个月，椎间骨性融合（图8.45）。术后3年，MRI示融合器位置良好，椎间孔及椎管无狭窄（图8.46）。术后5年（图8.47）。

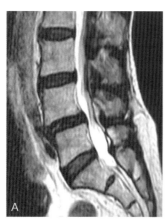
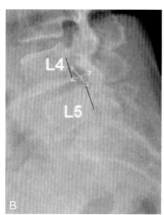
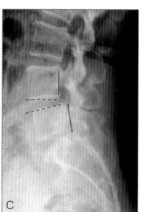
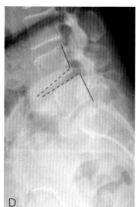

图8.39　术前影像

A. 第4腰椎椎体滑脱。B~D. 腰椎侧位+动力位X线片示：第4腰椎椎体滑脱并L4/5节段椎间失稳

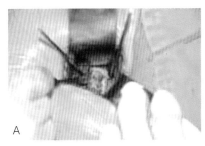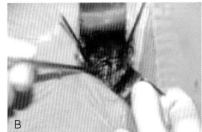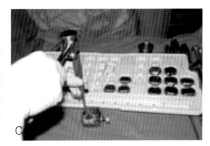

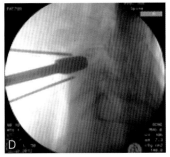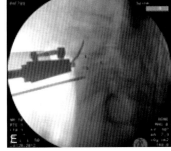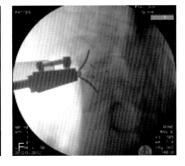

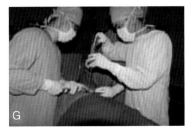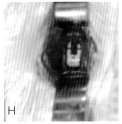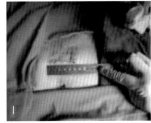

图8.40　术中影像

A，B. 处理椎间隙。C. 填充融合器。D. 术中试模。E，F. 安装锚定板。G，H. 植入融合器。I. 缝合切口

经典病例

王某某，65岁，反复腰痛2年，间歇性跛行半年。

1. 术前影像（图8.48）。

2. 术中影像（图8.49）。

3. 术后影像（图8.50）。

■ 多节段腰椎退变性疾病

对于混合型的腰椎退变性疾病患者（≥2个节段），后路长节段内固定容易引发术后邻椎病，且后路长节段固定融合对椎旁肌及后柱稳定结构破坏较大，术后出现以顽固性腰背痛为表现的腰椎术后失败综合征（failed back surgery syndrome，FBSS）屡见不鲜。相比OLIF术式，

前路OLIF长节段固定因腰椎稳定性强度不足的缺点，通常需辅助后路椎弓根螺钉内固定。ALIF手术，因其椎间融合器设计特点，在重建腰椎稳定性方面完全可以不依赖于后路加强固定。因此，对于多节段腰椎退变性疾病可单独应用ALIF术式。

典型病例

1. 一般情况　张某某，男，65岁。主诉：腰痛6年，双下肢麻木疼痛1年，加重3个月。症状及体征：无法久坐及久站，间歇性跛行，跛行距离约300 m；腰椎后伸受限，腰椎压痛及叩击痛（＋），双下肢放射性疼痛及双小腿及足背皮肤感觉迟钝，双下肢直腿抬高试验50°（＋），双下肢肌力及肌张力正常。

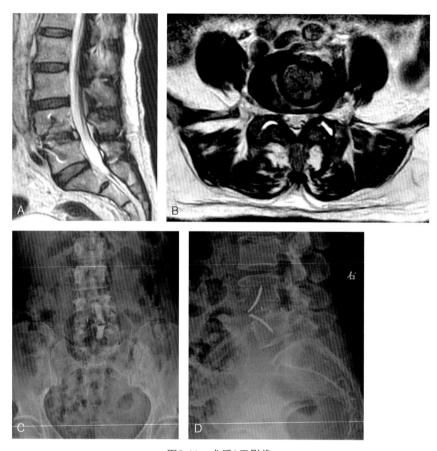

图8.41　术后3天影像

A，B.融合器位置良好，相应节段硬膜囊无受压。C，D.术后3天腰椎正、侧位X线片示：滑脱基本复位

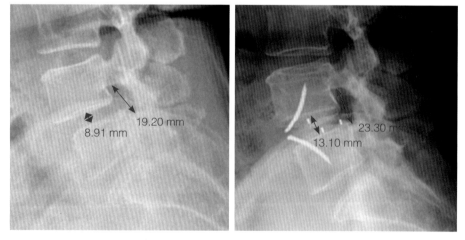

图8.42　术前/术后X线片对比见椎间隙高度及椎间孔高度恢复

A.术前。B.术后

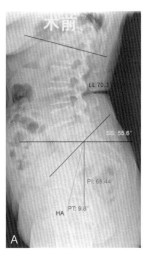
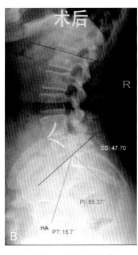

图8.43　术前/术后腰椎生理曲度对比，见曲度恢复
A. 术前。B. 术后

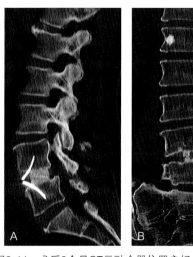

图8.44　术后3个月CT示融合器位置良好，未骨性融合
A. 矢状位。B. 前后位

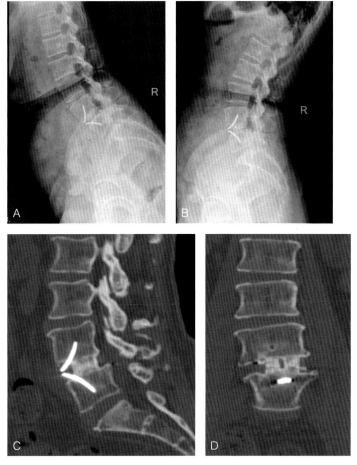

图8.45　术后13个月腰椎影像
A，B. 正侧位X线片示无邻近节段退变。C，D. CT见骨性融合

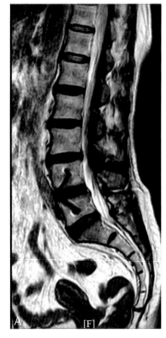

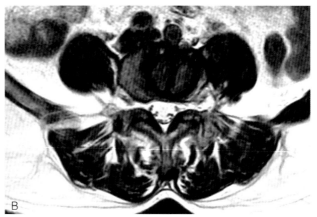

图8.46　术后3年MRI
A. 矢状位。B. 水平位

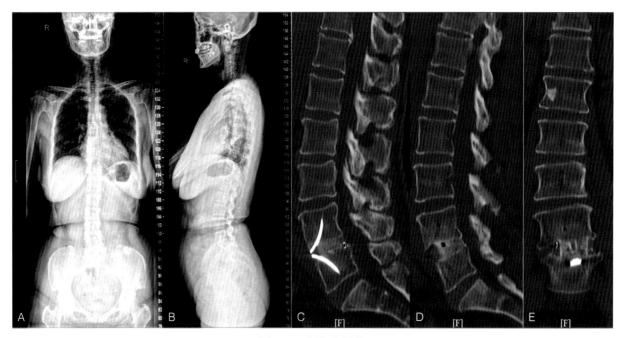

图8.47　术后5年影像
A，B. 全脊柱正、侧位X线片。C~E. CT示腰椎生理曲度良好，滑脱完全复位，骨性融合良好

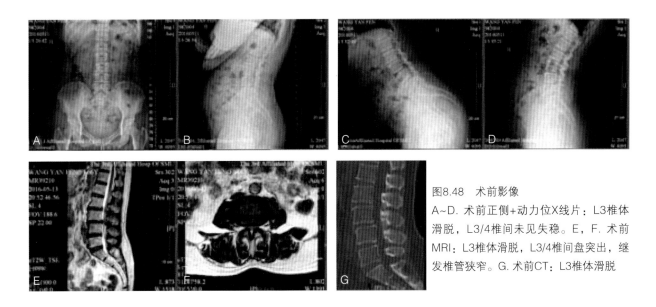

图8.48 术前影像
A~D. 术前正侧+动力位X线片：L3椎体滑脱，L3/4椎间未见失稳。E，F. 术前MRI：L3椎体滑脱，L3/4椎间盘突出，继发椎管狭窄。G. 术前CT：L3椎体滑脱

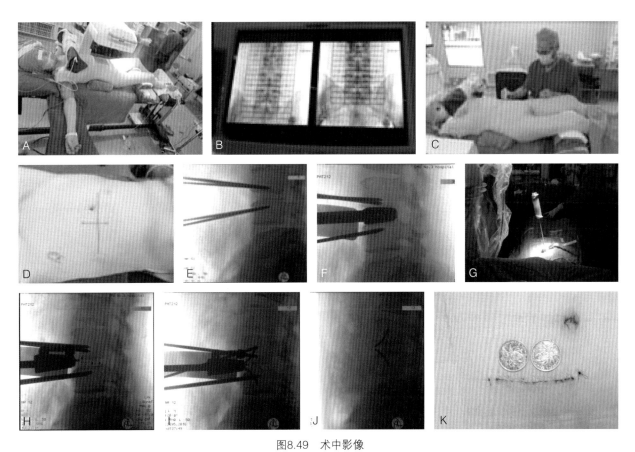

图8.49 术中影像
A. 患者手术体位。B. 术中C臂机定位。C，D. 椎间隙定位并用记号笔在体表标记。E. 术中C臂机定位椎间隙。F. 术中试模。G，H. 植入融合器。I，J. 安装锚定板。K. 手术切口缝合

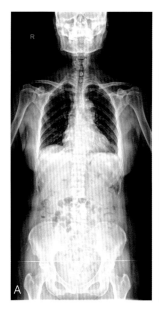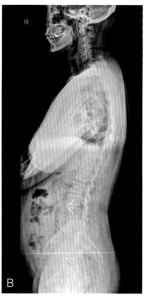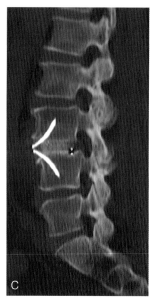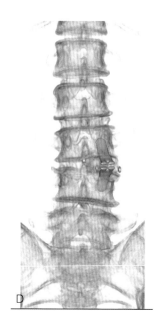

图8.50 术后影像
A，B. 术后全脊柱正侧位X线片。C，D. 术后腰椎CT

2. 术前影像学检查（图8.51）

（1）X线片：腰椎退变性侧弯，第2腰椎椎体向后轻度滑移并动力位失稳，第4腰椎椎体向前 I° 滑脱。

（2）腰椎MRI：L2~L5椎间盘突出继发椎管狭窄；第4腰椎椎体滑脱，椎前"血管窗"正常。

（3）腰椎CT：L2~L5椎间盘突出继发椎管狭窄；第2腰椎椎体向后轻度滑移，第4腰椎椎体滑脱，突出椎间盘无钙化。

3. 术前病情分析及诊疗策略

（1）影像学检查显示3节段腰椎退变性疾病，腰椎滑脱、失稳并椎管狭窄。

（2）临床症状及体征为典型腰椎间盘突出症、腰椎管狭窄症及腰椎滑脱失稳表现，与影像学相吻合，诊断明确：腰椎管狭窄症，腰椎滑脱症，病程长，症状明显，保守治疗无效，需手术治疗。

（3）多节段腰椎失稳、滑脱，腰痛症状明显，不宜行MED及 PELD手术治疗。首先考虑椎体间融合治疗。

（4）3节段腰椎退变性疾病，无法应用微创扩张系统完成TLIF术式，传统开放后路长节段PLIF术式因固定范围大，局部应力集中容易引发术后邻椎病；同时因后路长节段固定融合对椎旁肌及后柱稳定结构破坏较大，术后可能会导致腰椎术后失败综合征。

（5）OLIF手术为间接减压术式，无法对神经根行直接减压，且长节段OLIF手术因无法满足脊柱重建所需的稳定性，需辅以后路固定，手术创伤更大。

（6）本病例为椎间盘突出继发椎管狭窄压迫神经，ALIF手术直视下切除椎间盘及后纵韧带，可清晰显露硬膜囊腹侧及侧隐窝，可确保神经减压的效果，同时单一前路手术可以在椎管减压同时行滑脱复位并重建脊柱稳定，无须

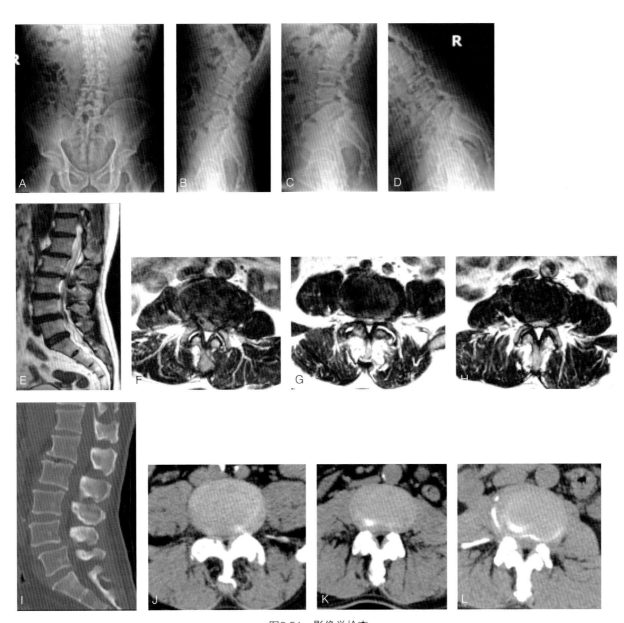

图8.51 影像学检查

A~D. 术前X线片。E~H. 术前MRI，其中F~H分别为L2/3，L3/4，L4/5椎间盘层面。I~L. 术前CT，其中J~L分别为L2/3，L3/4，L4/5椎间盘层面

后路辅助固定，是最佳手术方案。

4. 结果

（1）术后腰部疼痛明显缓解，双下肢麻木疼痛症状消除，无间歇性跛行。

（2）术后影像见图8.52。

盘源性腰痛

盘源性腰痛系指临床上以慢性、顽固性下腰痛为主要症状，不伴根性症状，无神经根受压或椎体节段过度移位的放射学证据，文献通常描述为化学介导的椎间盘源性疼痛。Crock

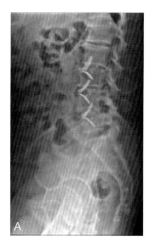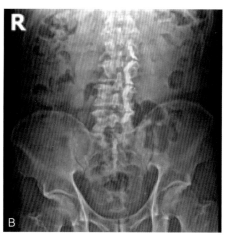

图8.52　术后腰椎正侧位X线片

（1986年）对椎间盘的形态学研究首先提出，椎间盘内部结构的病变（紊乱）也可以导致下腰痛，称之为椎间盘源性下腰痛（discogenic low back pain，DLBP）。椎间盘源性下腰痛在临床上是极为常见的疾病，是椎间盘内紊乱（IDD）如退变、纤维环内裂症、椎间盘炎等刺激椎间盘内疼痛感受器引起的慢性下腰痛。Schwarzer等（1995年）认为其主要病理学特点是纤维环的撕裂，这是慢性下腰痛最多见的类型，占40%~70%。盘源性腰痛的病理基础主要包括4个方面：髓核和纤维环的破裂，椎间盘内化学物质的刺激，椎间盘内机械压力的改变，椎间盘神经的异常分布。

该类型患者通常表现为长期、反复发作的单纯腰骶部疼痛，疼痛可向臀部及大腿前外侧放散，患者不能久坐及久站，腰骶部酸胀痛并伴有坠胀感，临床查体通常无神经损害体征。影像学无腰椎失稳及滑脱表现，腰椎MR检查可见腰椎间盘退变，髓核含水量降低（黑间盘），通常椎间盘高度正常或轻度降低，通常后方纤维环可见高密度区（high intensity zone，HIZ）异常影像，提示局部纤维化撕裂。Aprill

（1992年）首先描述了HIZ，认为HIZ预示疼痛的敏感度82%，特异度89%，阳性预测值90%。HIZ异常信号是诊断盘源性腰痛较为重要的影像学证据，具有较高的相关性和特异性。Lam和Schellhas认为MRI显示的椎间盘后缘高信号是椎间盘纤维环撕裂和椎间盘源性下腰痛的影像学标志。Lam认为HIZ预示疼痛的敏感度81%，特异度79%，阳性预测值87%。

椎间盘造影术（discography）是在X线透视下将一定剂量的造影剂注入椎间盘髓核内，通过观察髓核形态及是否有纤维环破裂导致造影剂渗漏来判断椎间盘的病理特点的一种有创检查手段，是目前临床上诊断腰椎间盘源性下腰痛的最重要的方法。

1998年，北美脊柱协会执行委员会认为诱发性椎间盘造影适用于椎间盘源性疼痛的诊断，除此之外没有其他方法可以确诊是否为椎间盘源性下腰痛。对可疑椎间盘进行椎间盘造影术，诱发出与临床症状相同部位、相同范围、相同性质的疼痛，即疼痛复制，是早期国际公认的诊断盘源性腰痛的"金标准"。随着研究的深入，部分学者对"金标准"提出质疑，但目前临床上大多数医生仍然以此作为诊断标准。椎间盘造影诱发疼痛复制必须满足以上3个条件方可诊断为盘源性腰痛。

腰窦椎神经

黎庆初、赵庆豪通过对腰窦椎神经的大体以及内镜下解剖学观察（图8.53），认为窦椎神经阻滞试验也可以作为诊断盘源性腰痛的方法，可以避免诊疗过程中对椎间盘造成医源性损伤。腰窦椎神经的起始点一般在神经节远端的内侧缘以及灰交通支的起始部位，所以阻滞腰窦椎神经的位置主要是在上下节段的椎弓根外侧缘连线与椎间盘交叉的区域。考虑到患者下床活动后药物的向下浸润，所以选择椎间盘上缘为靶点注射药物。首先在C臂机引导下定位手术节段穿刺靶点在背部体表的投影，然后用两个长针头从背部沿着定位点穿刺，X线正位时穿刺针头位于双侧上下椎弓根外侧缘连线与椎间盘上缘相交叉的区域，X线侧位时穿刺针头位于椎间盘的后上缘。在双侧病变节段阻滞区域

各注射0.1~0.3 mL 0.5%的利多卡因（图8.54，8.55），如果术后患者腰痛症状缓解或消失，且术后第2天以后疼痛症状逐渐恢复，则为阻滞试验阳性病例。

典型病例

1. 一般情况　张某某，男，46岁。反复下腰痛8年，无下肢神经损害症状，无法久坐及久站，多次入院保守及局部注射治疗，疗效欠佳。术前腰痛VAS：4/10，ODI：56%。

2. 术前影像学检查（图8.56）

3. 术前病情分析及诊疗策略

（1）患者慢性、顽固性腰痛，反复发作，疼痛位置、范围相对固定，疼痛性质无变化，无双下肢神经损害症状及体征，无法久坐及久站，影响工作生活。多次系统保守治疗及L4/5节段局部注射治疗，疗效欠佳。影像学表现，L4/5椎间隙变窄，腰椎间盘退变，Pfirrmann分级：Ⅳ级，后方纤维环撕裂，可见HIZ，无神经根受压及椎管狭窄、腰椎失稳、滑脱表现，关

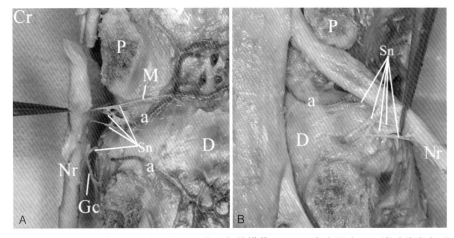

Cr. 头端；D. 椎间盘；Nr. 神经根；P. 椎弓根的横截面；Gc. 灰交通支；a. 脊动脉中央后支；M. 窦椎神经主支；Sn. 窦椎神经。

图8.53　窦椎神经（背侧观）
A. 左侧，去除硬脊膜。B. 右侧，去除椎板

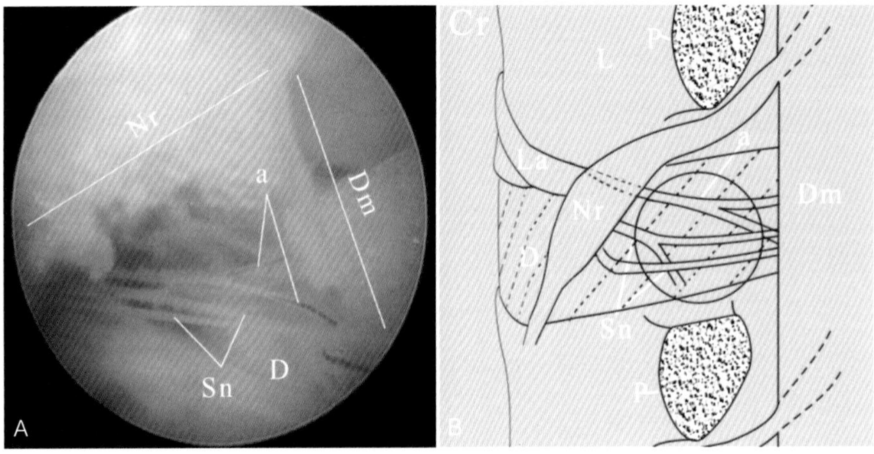

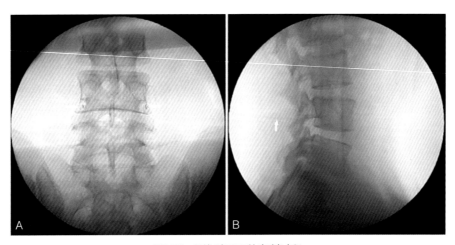

Cr. 头端；L. 腰椎椎体；P. 椎弓根的横截面；La. 腰节段动脉；D. 椎间盘；Dm. 硬膜；
Nr. 神经根；a. 脊动脉中央后支；Sn. 窦椎神经。

图8.54　椎间孔镜下的窦椎神经
A. 左侧，镜下视野。B. 右侧，模式图

图8.55　X线引导下的穿刺过程
A. X线正位时穿刺针头位于双侧上下椎弓根外侧缘连线与椎间盘上缘相交叉的区域。B. X
线侧位时穿刺针头位于椎间盘的后上缘，箭头示穿刺位置

节突关节及椎旁肌影像学表现正常，符合盘源性腰痛影像学特征。结合影像学、临床症状及体征初步考虑盘源性腰痛，保守治疗无效，考虑手术治疗。

（2）手术方式选择：患者无神经根受压，考虑系病变椎间盘释放炎性介质和局部异常应力分布产生的化学性和机械性刺激共同导致的

下腰痛。盘源性腰痛的微创介入治疗，主要有3种：①椎间盘的热凝术（IEDT）；②臭氧髓核溶解术；③低温等离子髓核成形术（消融术），上述手术方式近期内可能会缓解症状，但远期疗效无法保证，患者不予认可。目前文献多报道椎体间融合方式来治疗盘源性腰痛。TLIF/OLIF/皆为选择。鉴于TLIF破坏脊柱后柱

稳定结构，创伤较OLIF/ALIF大，予以排除。OLIF手术为间接减压术式，术中无法彻底切除病变椎间盘，故选择ALIF术式。术中先行责任节段椎间盘造影，如疼痛复制成功，则可明确诊断。再行ALIF手术。

（3）椎间盘造影术：椎间盘造影提示纤维环破裂（图8.57），造影剂渗入椎管内，并成功诱发出疼痛复制，证实盘源性腰痛诊断，行ALIF手术。

4. 结果　术后影像见图8.58，8.59。术后腰部疼痛明显缓解，VAS：1/10，ODI：14%。

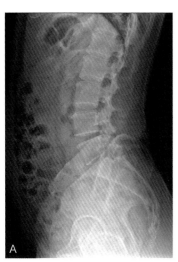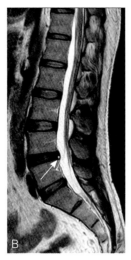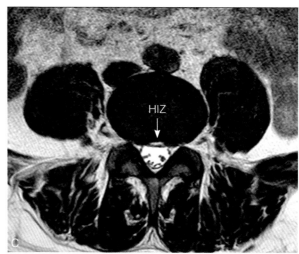

图8.56　术前影像学检查

A. 术前腰椎侧位X线片。B，C. 术前MRI示L4/5椎间盘退变

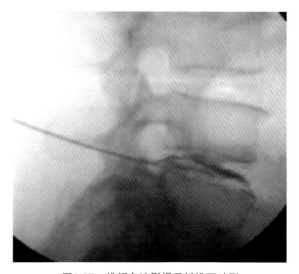

图8.57　椎间盘造影提示纤维环破裂

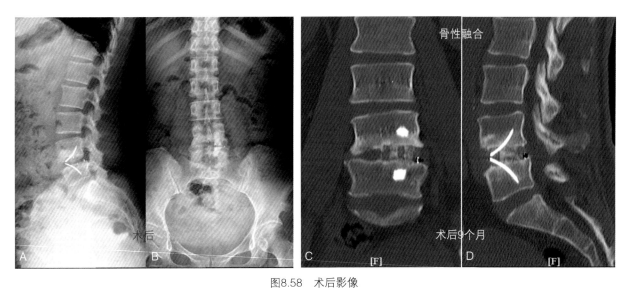

图8.58 术后影像

A，B. 术后X线片：融合器位置良好。C，D. 术后9个月随访CT显示椎体间已骨性融合

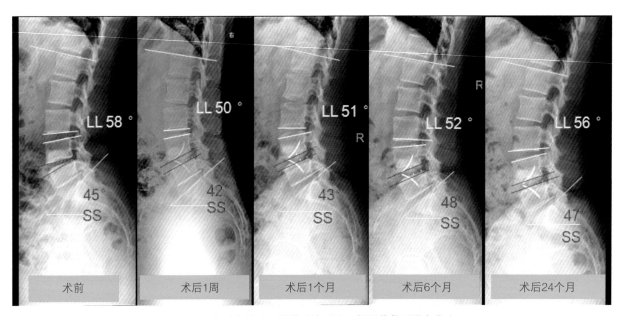

图8.59 术后连续2年X线片随访对比，邻近节段无退变发生

特殊ALIF术式（Hybrid术式）

任何一种手术方式都有其局限性，不能解决所有问题。混合（hybrid）术式是将2种或2种以上手术方式有机结合在一起，从而完美地解决问题。以下将介绍ALIF+MED（microendoscopic discectomy）和ALIF+微创切开2种术式。

■ 经典病例1

1. 一般情况　姚某某，男，67岁，因"反复腰痛及双下肢麻木疼痛20年，加重伴间歇性跛行1年"入院。

2. 术前影像学检查（图8.60）

（1）腰椎正侧+动力位X线片：腰椎退变，第3腰椎椎体向前轻度滑移，第4腰椎椎体向前Ⅰ度滑脱，并L4/5椎间失稳。

（2）腰椎CT：腰椎退变，第3腰椎椎体向前轻度滑移，第4腰椎椎体向前Ⅰ度滑脱，无峡部裂征象。

（3）腰椎MRI：第3腰椎椎体向前轻度滑移，第4腰椎椎体向前Ⅰ度滑脱，L3/4椎间盘突出，双侧侧隐窝狭窄；L4/5节段椎管狭窄，黄韧带增生肥厚，继发椎管狭窄。

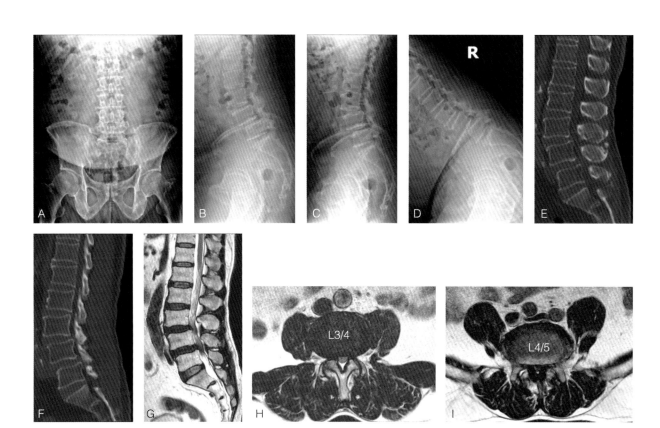

图8.60　术前影像学检查

A~D. 腰椎正侧+动力位X线片。E，F. 术前CT见腰椎失稳。G~I. 术前MRI见L3/4、L4/5节段椎管狭窄

3. 术前诊断　①腰椎管狭窄症；②腰椎滑脱症。

4. 术前病情分析及诊疗策略讨论

（1）腰椎正侧+动力位X线片示第3腰椎椎体向前轻度滑移，第4腰椎椎体向前Ⅰ度滑脱，L4/5椎间动态失稳，提示腰椎存在机械性不稳定，此为反复腰痛的影像学依据。

（2）MRI及CT示第3腰椎椎体向前轻度滑移，第4腰椎椎体向前Ⅰ度滑脱，无峡部裂征象；L3/4椎间盘突出，双侧侧隐窝狭窄，神经根受压，累及双侧第3、4腰神经根，此为双下肢反复麻木疼痛的原因之一；L4/5节段黄韧带增生肥厚，椎管严重狭窄，导致间歇性跛行。

（3）前路ALIF手术，融合L3/4、L4/5两个节段，完成滑脱复位同时重建腰椎稳定性，可以解决腰痛问题；ALIF手术可以切除腰椎后纵韧带，清晰显露双侧侧隐窝，能够完美进行L3/4节段双侧侧隐窝减压，解除双侧第3、4腰神经根压迫。

（4）L4/5节段椎管狭窄主要源于后方黄韧带肥厚压迫所致，ALIF术式无法切除肥厚黄韧带，联合后路MED手术，通过单侧入路进行双侧椎管内减压，可彻底解决椎管狭窄问题，并可最大限度减少对腰椎后柱稳定结构的破坏。

5. 手术方式　ALIF（一期）+MED（二期）。

6. 术后影像学检查　一期ALIF，MRI：L3/4、L4/5节段融合器位置良好，L3/4双侧侧隐窝减压良好，L4/5节段黄韧带肥厚并椎管狭窄（图8.61）。二期 MED，CT：L4/5节段，右侧入路，双侧切除肥厚黄韧带，彻底椎管减压（图8.62）。

7. 术后3个月随访　X线影像显示，融合器位置良好，尚未骨性融合（图8.63）。患者腰腿疼痛症状消失，行走无受限。

■ 经典病例2

1. 一般情况　杨某某，男，69岁。因"反复腰痛17年，加重伴双下肢麻胀、间歇性跛行3年"入院。

2. 术前影像学检查（图8.64）

（1）腰椎正侧位X线片：第4腰椎椎体向前Ⅰ°滑移。

（2）腰椎CT：第4腰椎椎体向前Ⅰ°滑移，无峡部裂，L3/4、L4/5节段双侧关节突增生内聚，继发椎管狭窄。

（3）腰椎MRI：L2/3、L3/4、L4/5椎间盘突出，L3/4、L4/5节段双侧神经根孔狭窄，L4/5

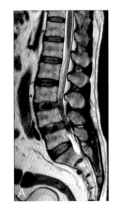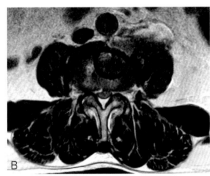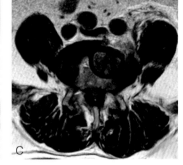

图8.61　ALIF术后MRI

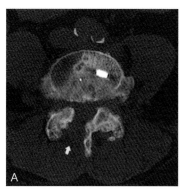
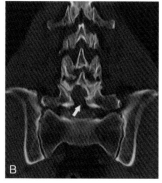

图8.62　MED减压术后CT

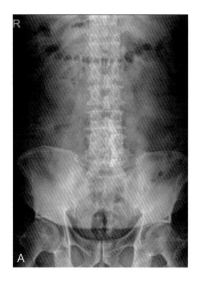
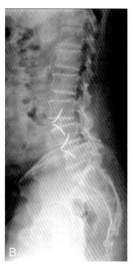
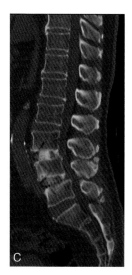
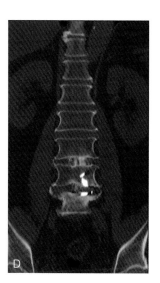

图8.63　术后3个月影像学检查
A，B. 术后3个月X线片。C，D. 术后3个月CT

节段黄韧带肥厚，硬膜囊受压，继发椎管狭窄（图8.65）。

3. 术前诊断　①腰椎管狭窄症；②第4腰椎滑脱症。

4. 手术方式　ALIF（一期）+微创切开（二期）。

5. 术后结果　患者腰腿痛症状明显缓解，间歇性跛行症状消除。

6. 术后影像学检查

（1）腰椎正侧位X线片：L3/4、L4/5 ALIF术后，融合器位置良好（图8.66）。

（2）腰椎MRI：L3/4、L4/5节段椎间隙高度恢复，椎管减压充分，椎间孔出口面积较术前明显增加，右侧第4腰椎椎板"开窗"椎管减压充分（图8.67）。

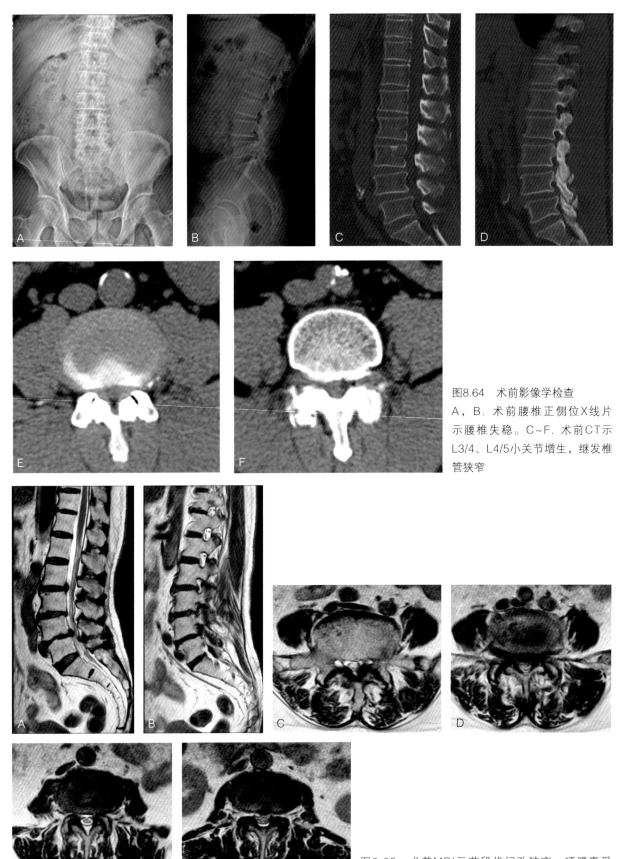

图8.64 术前影像学检查
A，B. 术前腰椎正侧位X线片示腰椎失稳。C~F. 术前CT示L3/4、L4/5小关节增生，继发椎管狭窄

图8.65 术前MRI示节段椎间孔狭窄，硬膜囊受压，继发椎管狭窄

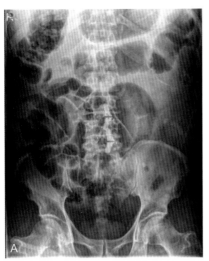
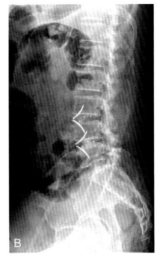

图8.66　术后腰椎正侧位X线片

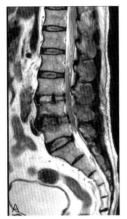
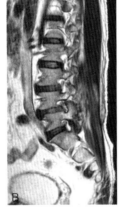
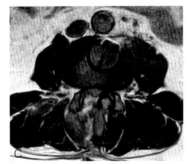
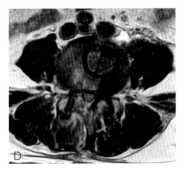

图8.67　术后MRI示减压充分，椎间孔出口面积较术前明显增加

总　结

前路腰椎间盘切除椎间植骨融合内固定术治疗腰椎退变性疾病在国外已有半个多世纪。近10多年，随着手术入路的改进、手术器械的革新、前路腰椎椎体间融合器的研发，前路微创脊柱外科得到了快速发展。前路腰椎椎体间融合术式包括：前路腰椎椎体间融合联合后路经皮椎弓根螺钉固定术、前路椎体间融合联合钢板固定术，也有人单独使用椎间融合器。前

两种方法虽然固定确切、融合率高，但手术烦琐、创伤大、术后并发症发生率高。单独使用椎间融合器虽然手术简单、创伤小，但由于早期椎间融合器自身设计缺陷，无自锁稳定功能，存在术后融合器移位、椎间隙塌陷等风险。

前路腰椎椎体间融合术的重要争议之一为是否需要附加后路内固定。20世纪70年代开始，前路腰椎椎体间融合术手术量不断增加，

文献报道前路腰椎椎体间融合术椎间融合率差异巨大，为1%~95%不等，因而有学者认为需要附加后路内固定。与此同时，前路腰椎椎体间融合技术日新月异。融合器最早仅为2枚不锈钢圆柱。Pavlov等采用前入路植入螺旋式椎间融合器治疗腰椎退变性疾病，手术效果并不理想。这可能与融合器植入过程中破坏前纵韧带、纤维环，而椎间融合器无自稳设计，致术后腰椎抗牵张力作用减弱有关。经逐渐演变，融合器材料逐渐变化为钛合金、PEEK（聚醚醚酮）及其他；在形状上，融合器与终板的接触面积逐渐增大，演变为梯形片状；同时，前路腰椎椎体间融合器本身也开始自带锚定系统。随着技术的进步，越来越多的学者认为，行单纯的前路腰椎椎体间融合术即可，无须附加后路内固定。Giang进行了文献荟萃分析，纳入了2000年以后发表的17个研究，共计1 535名患者，均行单纯前路腰椎椎体间融合术，不附加后路内固定，结果表明，临床症状缓解满意，椎间隙高度增加，局部腰椎前凸改善，融合率为84.8%。南方医科大学第三附属医院脊柱外科所采用的为自带锚定系统的ROI-A融合器（法国LDR公司），未附加后路内固定，在获得中远期随访的100多名患者中，均可见椎间连续骨小梁通过，椎间骨性融合良好。

在并发症方面，前路腰椎椎体间融合术的硬膜损伤、神经根损伤少见，备受关注的主要是手术入路相关并发症，主要包括血管损伤、腹腔脏器损伤、逆行射精、肠梗阻等，尤其是血管损伤和逆行射精。腹主动脉约在第4腰椎椎体下缘分为左、右髂总动脉，左、右髂总静脉在约L4/5水平会合成髂总静脉。前路腰椎椎体间融合术中，尤其是在L4/5节段，需要牵开髂总动、静脉以行椎间盘切除，具有血管损伤风险，严重者可导致大出血休克，而脊柱外科

医生对于髂总动、静脉损伤的处理经验欠缺；另一重大并发症则是腹下交感神经丛损伤而导致的逆行射精及不育，但发生率相对较低。Quraishi总结了来自12个中心的112名前路腰椎椎体间融合术后患者，发现血管损伤发生率为2/112（1.8%，均为髂总静脉损伤），在40名男性患者中未观察到逆行射精。Quraishi对304名前路腰椎椎体间融合术后患者进行了回顾性研究，重点统计了入路相关并发症，需要缝合修复的静脉损伤并发症发生率为4.6%，不需要特别处理的静脉损伤为1.6%，需要缝合修复的动脉损伤发生率为1%。Phan进行了文献的荟萃分析，统计了由脊柱外科医生自主显露的3 645例前路腰椎椎体间融合术后患者，动脉损伤发生率为0.44%，静脉损伤发生率为3.07%，逆行射精发生率为0.41%。总体而言，前路腰椎椎体间融合术并发症可控，安全性高。在南方医科大学第三附属医院脊柱外科所完成的400余例患者手术中，未出现上述并发症，仅1例患者出现左侧腰升静脉撕裂，术中予以银夹夹闭，2名患者出现融合器下沉。

相比其他腰椎椎体间融合术式，ALIF亦展现出独特的优势。Lammli等报道，单独应用自稳型椎间融合器治疗腰椎退变性疾病，对比360°腰椎融合和人工腰椎间盘置换术等手术方式，具有手术时间短、出血少、恢复快且2年随访时骨性融合率高，无椎间隙高度丢失及邻椎病的发生。Udby等对比单独应用ALIF与TLIF/PLIF手术认为，相较于TLIF/PLIF两种术式，ALIF术式能获得相同的疗效，但在手术时间、术中出血量及术后恢复方面更具优势，是治疗腰椎退变疾病的第一优先选择。Videbaekr认为脊柱力学平衡，尤其是矢状面平衡对手术疗效至关重要。自稳型椎间融合器在设计上符合腰椎间盘解剖和生理弧度，能纠正椎间隙高度及

脊柱矢状面平衡，同时该融合器附加了2片锚定板，单独前路使用就能获得良好的即刻稳定性，无须额外附加内固定装置，且骨性融合率高。Cho等对比研究了带锁定螺钉与不带锁定螺钉2种椎间融合器，结果发现2种融合器均能有效增加椎间隙及椎间孔高度，但是不带锁定螺钉的椎间融合器不能持久维持椎间隙高度。生物力学证明带锁定螺钉的椎间融合器能到达融合器联合椎弓根钉固定一样的稳定性。自从2010年开始，黎庆初等采用锚定板自稳型椎间融合器经前路小切口腹膜外间隙植入治疗腰椎退变性疾病近400例，取得了满意的中期临床效果。其中单独应用自稳型椎间融合器治疗多节段（2~3个节段）腰椎退变性疾病，亦无须辅助后路内固定。但有学者认为ALIF治疗多节段腰椎病变需辅助后路内固定。

另外，前路腰椎手术亦是腰椎间盘突出症术后复发/后路腰椎手术失败翻修的理想选择。传统后路腰椎手术后椎管内大量瘢痕组织增生，硬膜与瘢痕粘连严重。再次后入路减压需要扩大椎板和小关节突切除范围，进一步破坏腰椎后柱结构，纤维环和髓核的再次切除则会损伤前柱的稳定性，脊柱稳定性下降严重。同时，后路翻修手术难度极大、风险高、硬脊膜极易破损、神经损伤风险高、术中出血多，且势必对椎旁肌肉组织造成二次损伤，翻修手术效果难以保证。ALIF术式则可以有效避免上述问题，使翻修手术变得相对容易。因此，部分学者推荐前路腰椎椎体间融合术为治疗复发性腰椎间盘突出症的优先选择。

ALIF手术可以联合其他微创术式（如MED/PELD/Mini-Open）来治疗后方关节突增生和/或黄韧带肥厚所致的椎管狭窄症患者，在尽可能不破坏或少破坏腰椎后柱稳定结构的前提下完成腰椎椎管减压及内固定。这为临床患者个体化治疗提供了更多的选择。ALIF前路小切口有以下优点。

1. 该入路能清楚显露并完整切除病变的椎间盘，并能进行椎间盘水平的两侧神经根管减压，减压更直接；通过椎间撑开器逐步恢复椎间隙及神经根孔的高度，间接解除神经根压迫；撑开过程中可复位滑脱的椎体。

2. 由于椎间隙显露清楚，可更好地处理上下2个终板，使融合器—终板接触面更贴合，避免因椎间隙处理不当导致融合器沉降、脱出等并发症。

3. 因ROI-A自稳型椎间融合器自身设计有2片锚定板，单一前路手术就能获得良好的即刻稳定性，无须联合后路内固定。

4. ROI-A自稳型椎间融合器体积大、植骨量大、植骨接触面积大、被植入腰椎压应力中心，有利于术后植骨融合。

5. 可保留脊柱后柱结构的完整性，减少了后路手术造成的并发症，保留了椎管整体的骨性结构，无须牵拉硬膜囊及神经根；降低了术中神经损伤、椎管内静脉丛破裂出血的发生率；避免术后因瘢痕导致的神经根粘连，可以有效地避免传统后路腰椎椎体间融合术后出现的腰椎术后失败综合征。

术中需注意的几个问题如下。

1. 体位摆放。屈髋屈膝体位是为了减轻腹部血管和神经的张力，更有利于术中保护血管及神经。

2. 手术切口选择。L2~5节段采用左侧腹直肌旁切口腹膜外间隙入路，能减少对下腔静脉的牵拉、干扰，降低血管损伤及血栓的发生率。沿腹膜向外侧分离不能过宽、过深，避免进入腰大肌与腰方肌之间，甚至进入肌肉内，引起神经损伤、肌肉出血。L5/S1节段采用右下腹横切口更符合解剖学基础，在右髂动脉内侧进行手术操作，可减少损伤血管的概率，也可为二次腹部手术预留左侧入路空间。

3. 骨膜剥离器将腰大肌从椎体剥离时，不宜太靠近椎间孔，同时向外牵拉腰大肌程度不宜过大，避免损伤相邻的神经、血管。

4. 显露术野时应用斯氏针，斯氏针插入椎体要避免损伤腰椎节段血管，同时避免斯氏针插入椎间盘或椎管内。术中术野的持续显露最好应用腹部自动拉钩，长时间的人工拉钩易因拉钩者无法看到术野及疲劳而导致意外情况发生。

5. 因腰升静脉汇入左侧髂总静脉，靠近髂总动脉，显露L4/5椎间隙牵拉椎前大血管时要小心，防止撕破腰升静脉引起大出血。如果显露困难，可牵开左髂总动脉，找到腰升静脉予以结扎、切断。

6. 选用椎间融合器时要参考邻近节段椎间隙高度及角度，选用型号稍大的椎间融合器，因为选用型号稍大的椎间融合器将进一步增加椎间稳定性。

7. 植骨材料的选择，以自体髂骨最佳，但取骨量大易导致供骨区疼痛，可考虑自体髂骨混合同种异体骨，自体骨髓+同种异体骨亦是选择。不建议使用人工骨，因其可能会出现骨溶解破坏，导致融合失败。慎用Bmp-2凝胶，Bmp-2凝胶的使用尚有争议，国外文献报道，Bmp-2可以诱发神经炎性反应，导致上腹下丛出现神经炎性损害，术后出现逆向射精。

8. 对于腰椎间盘突出症术后翻修的患者，减压时需切除部分后纵韧带，减压范围延伸至椎间孔处，否则可能导致手术失败。

带锚定板的自稳型腰椎间融合器经前路小切口腹膜外间隙入路治疗腰椎退变性疾病，能取得较好的中远期临床效果。通过单一前入路就能清晰显露术野，目视下完整切除病变的椎间盘，便于操作；融合器接触面积大，植骨量多、椎间骨性融合率高、自锁装置能获得良好的即刻稳定性；不破坏脊柱后柱稳定结构，避免对椎管的干扰，可有效避免术后FBSS的发生；手术时间短、出血少、术后恢复快、患者能早期返回工作岗位。熟知腰椎前路应用解剖，熟练掌握手术技巧，深入了解前路手术可能的风险及处置预案并正确选择手术适应证，是取得良好手术效果的关键。

参考文献

1. 史建刚, 袁文. 脊柱外科手术解剖图解. 2版. 上海: 上海科学技术出版社, 2015.

2. Aebi M, Arlet V, Webb JK. AO脊柱手册. 原理与技巧. 济南: 山东科学技术出版社, 2010.

3. Carpenter N. Spondylolisthesis. Br J Surg, 1932, 19:374-386.

4. Saraph V, Lerch C, Walochnik N, et al. Comparison of conventional versus minimally invasive extraperitoneal approach for anterior lumbar interbody fusion. Eur Spine J, 2004, 13:425-431.

5. 张伯勋. 椎板切除术治疗腰椎疾患应注意的几个问题. 中国脊柱脊髓杂志, 2004, 14 (10):581-583.

6. Burns BH. Spondylolisthesis. Lancet, 1933, 10:1233-1234.

7. Lane JD Jr, Moore ES Jr. Transperitoneal Approach to the Intervertebral Disc in the Lumbar Area. Ann Surg, 1948, 127(3):537-551.

8. Kehlet H. Multimodal approach to control postoperative pathophysiology and rehabilitation. Br J Anaesth, 1997, 78(5):606-617.

9. Comer GC, Smith MW, Hurwitz EL, et al. Retrograde ejaculation after anterior lumbar interbody fusion with and without bone morphogenetic protein-2 augmentation: a 10-year cohort controlled study.Spine J, 2012, 12(10):881-890.

10. Khoi T, Anthony CW, Shayan UR, et al. Complication avoidance and management in anterior lumbar interbody fusion. Neurosurg Focus, 2011,31(4): E6.

11. Kim JS, Choi KC, Jung B, et al. Thrombosis of left

common iliac artery following anterior lumbar interbody fusion: case report and review of literatures.J Korean Neurosurg Soc, 2009,45(4):249−252.

12. Chow SP, Leong JC, Ma A, et al. Anterior spinal fusion or deranged lumbar intervertebral disc. Spine (Phila Pa 1976),1980,5(5):452−458.

13. Anderson DG, Sayadipour A, Shelby K, et al. Anterior interbody arthrodesis with percutaneous posterior pedicle fixation for degenerative conditions of the lumbar spine. Eur Spine J, 2011, 20(8):1323−1330.

14. Lübbers T, Bentlage C, Sandvoss G. Die ventrale Spondylodese (ALIF) mit Carbon−Cages−stand alone− zur Behandlung therapieresistenter Kreuzschmerzen bei lumbaler Bandscheibendegeneration und Spondylo- listhese [Anterior lumbar interbody fusion as a treatment for chronic refractory lower back pain in disc degeneration and spondylolisthesis using carbon cages− stand alone]. Zentralbl Neurochir, 2002, 63(1):12−17.

15. Duggal N, Mendiondo I, Pares HR, et a1. Anterior lumbar interbody fusion for treatment of failed back surgery syndrome: an outcome analysis. Neurosurg J, 2004, 54(3):636−644.

16. Tsantrizos A, Andreou A, Aebi M, et al, Biomechanical stability of five stand−alone anterior lumbar interbody fusion constructs. Eur Spine J, 2000, 9(1):14−22.

17. 夏群, 苗军, 张继东, 等. 单纯椎间融合器腰椎前路融合术治疗腰椎退变性疾病.中华骨科杂志, 2011, (10):1159−1164.

18. Phan K, Mobbs RJ. Evolution of Design of Interbody Cages for Anterior Lumbar Interbody Fusion. Orthop Surg, 2016,8(3):270−277.

19. Crock HV. Internal disc disruption. A challenge to disc prolapse fifty years on.Spine (Phila Pa 1976), 1986, 11(6):650−653.

20. Schwarzer AC, Aprill CN, Derby R, et al.The prevalence and clinical features of internal disc disruption in patients with chronic low back pain. Spine (Phila Pa 1976),1995,20(17):1878−1883.

21.Saal JS. The role of inflammation in lumbar pain.Spine (Phila Pa 1976), 1995,20 (16):1821−1827.

22. Kang JD, Georgescu HI, McIntyre−Larkin L, et al.Herniated cervical intervertebral discs spontaneously produce matrix metalloproteinases, nitric oxide, interleukin−6, and prostaglandin E2. Spine (Phila Pa 1976), 1995,20(22):2373−2378.

23. Solovieva S, Kouhia S, Leino−Arjas P, et al.Interleukin 1 polymorphisms and intervertebral disc degeneration. Epidemiology, 2004,15(5):626−633.

24. Olmarker K, Nutu M, Størkson R. Changes in spontaneous behavior in rats exposed to experimental disc herniation are blocked by selective TNF−alpha inhibition. Spine (Phila Pa 1976), 2003, 28(15):1635−1642.

25. Carragee EJ, Lincoln T, Parmar VS, et al. A gold standard evaluation of the "discogenic pain" diagnosis as determined by provocative discography. Spine (Phila Pa 1976), 2006,31(18):2115−2123.

26. Peng B, Hou S, Wu W, et al. The pathogenesis and clinical significance of a high−intensity zone (HIZ) of lumbar intervertebral disc on MR imaging in the patient with discogenic low back pain.Eur Spine J, 2006, 15(5): 583−587.

27. Lam KS, Carlin D, Mulholland RC. Lumbar disc high− intensity zone: the value and significance of provocative discography in the determination of the discogenic pain source. Eur Spine J, 2000,9(1):36−41.

28. Carragee EJ, Paragioudakis SJ, Khurana S. 2000 Volvo Award winner in clinical studies: Lumbar high−intensity zone and discography in subjects without low back problems. Spine (Phila Pa 1976),2000,25(23):2987−2992.

29. Provenzano DA. Diagnostic discography: what is the clinical utility? Curr Pain Headache Rep, 2012, 16(1):26−34.

30. Reeves RS, Furman MB. Discography's role in low back pain management. Pain Manag, 2012,2(2):151−157.

31. Zhang L, Ding XL, Zhao XL, et al. Fluoroscopy−guided Bipolar Radiofrequency Thermocoagulation Treatment for Discogenic Low Back Pain.Chin Med J (Engl), 2016,129(19):2313−2318.

32. Cheng J, Zheng W, Wang H, et al. Posterolateral transforaminal selective endoscopic diskectomy with thermal annuloplasty for discogenic low back pain: a prospective observational study. Spine (Phila Pa 1976),

2014, 39(26 Spec No.):B60－B65.

33. Pavlov PW, Spruit M, Havinga M, et al. Anterior lumbar interbody fusion with threaded fusion cages and autologous bone grafts.Eur Spine J, 2000,9(3): 224－229.

34. 李磊, 邝磊, 陈宇乔, 等. 小切口前外侧入路腰椎椎间融合术在腰椎翻修手术中的应用. 中华骨科杂志, 2017,37(20):1278－1284.

35. Mamuti M, Fan S, Liu J, et al. Mini－open Anterior Lumbar Interbody Fusion for Recurrent Lumbar Disc Herniation Following Posterior Instrumentation. Spine (Phila Pa 1976),2016,41(18):E1104－E1114.

36. Phan K, Lackey A, Chang N, et al. Anterior lumbar interbody fusion (ALIF) as an option for recurrent disc herniations: a systematic review and meta－analysis.J Spine Surg, 2017, 3(4):587－595.

37. 陆声, 徐永清, 师继红, 等. 腰椎前路手术相关自主神经的解剖及临床意义. 中华骨科杂志, 2008,5:387－391.

38. 孟宪中, 孟宪国. 下腰椎前路手术术后逆行射精的临床观察. 中国骨与关节损伤杂志, 2006, 5:383－384.

39. Li J, Dumonski ML, Liu Q, et al. A multicenter study to evaluate the safety and efficacy of a stand－alone anterior carbon I/F Cage for anterior lumbar interbody fusion: two－year results from a Food and Drug Administration investigational device exemption clinical trial.Spine (Phila Pa 1976), 2010, 35(26): E1564－E1570.

40. Quraishi NA, Konig M, Booker SJ, et al. Access related complications in anterior lumbar surgery performed by spinal surgeons.Eur Spine J, 2013,22(Suppl 1): S16－S20.

41. Phan K, Xu J, Scherman DB, et al. Anterior Lumbar Interbody Fusion With and Without an "Access Surgeon": A Systematic Review and Meta－analysis. Spine (Phila Pa 1976),2017,42(10):E592－E601.

42. Giang G, Mobbs R, Phan S, et al.Evaluating Outcomes of Stand－Alone Anterior Lumbar Interbody Fusion: A Systematic Review.World Neurosurg, 2017, 104:259－271.

43. Lammli J, Whitaker MC, Moskowitz A, et al. Stand－alone anterior lumbar interbody fusion for degenerative disc disease of the lumbar spine: results with a 2－year follow－up.Spine (Phila Pa 1976), 2014, 39(15):E894－E901.

44. Udby PM, Bech－Azeddine R. Clinical outcome of stand－alone ALIF compared to posterior instrumentation for degenerative disc disease: A pilot study and a literature review. Clin Neurol Neurosurg, 2015,133:64－69.

45. Videbaek TS, Bünger CE, Henriksen M, et al. Sagittal spinal balance after lumbar spinal fusion: the impact of anterior column support results from a randomized clinical trial with an eight to thirteen－year radiographic follow－up. Spine (Phila Pa 1976),2011,36(3):183－191.

46. Than KD, Wang AC, Rahman SU, et al. Complication avoidance and management in anterior lumbar interbody fusion. Neurosurg Focus, 2011,31(4):E6.

47. Kerolus M, Turel MK, Tan L, et al. Stand－alone anterior lumbar interbody fusion: indications, techniques, surgical outcomes and complications.Expert Rev Med Devices,2016,13(12):1127－1136.

48. Siepe CJ, Stosch－Wiechert K, Heider F, et al. Anterior stand－alone fusion revisited: a prospective clinical, X－ray and CT investigation.Eur Spine J, 2015, 24(4): 838－851.

49. Cho CB, Ryu KS, Park CK.Anterior lumbar interbody fusion with stand－alone interbody cage in treatment of lumbar intervertebral foraminal stenosis: comparative study of two different types of cages. J Korean Neurosurg Soc, 2010,47(5):352－357.

50. Moura DL, Lawrence D, Gabriel JP. Multilevel Anterior Lumbar Interbody Fusion Combined with Posterior Stabilization in Lumbar Disc Disease－Prospective Analysis of Clinical and Functional Outcomes. Rev Bras Ortop (Sao Paulo),2019,54(2):140－148.

51. Mobbs RJ, Phan K, Thayaparan GK, et al. Anterior Lumbar Interbody Fusion as a Salvage Technique for Pseudarthrosis following Posterior Lumbar Fusion Surgery. Global Spine J, 2016,6(1):14－20. doi:10.1055/s－0035－1555656.

52. Choi KC, Ahn Y, Kang BU, et al. Failed anterior lumbar interbody fusion due to incomplete foraminal decompression. Acta Neurochir (Wien),2011,53(3):

567-574.

53. Kapustka B, Kiwic G, Chodakowski P, et al. Anterior lumbar interbody fusion (ALIF): biometrical results and own experiences. Neurosurg Rev,2020,43(2):687-693.

54. Xu DS, Walker CT, Godzik J, et al. Minimally invasive anterior, lateral, and oblique lumbar interbody fusion: a literature review. Ann Transl Med,2018,6(6):104.

55. Reid PC, Morr S, Kaiser MG. State of the union: a review of lumbar fusion indications and techniques for degenerative spine disease. J Neurosurg Spine, 2019, 31(1):1-14.

56. Martini ML, Nistal DA, Gal J, et al. Adjacent Segment Reoperation and Other Perioperative Outcomes in Patients Who Underwent Anterior Lumbar Interbody Fusions at One and Two Levels. World Neurosurg, 2020,139:E480-E488.

57. Odeh K, Rosinski A, Nguyen J, et al. Anterior Lumbar Interbody Fusion May Provide Superior Decompression of the Foraminal Space Compared with Direct Foraminotomy: Biomechanical Cadaveric Study. World Neurosurg,2020,135:E71-E76.

58. Safaee MM, Tenorio A, Osorio JA, et al. The impact of obesity on perioperative complications in patients undergoing anterior lumbar interbody fusion. J Neurosurg Spine, 2020, Apr24:1-10.